Hartmut Heine und Elke Heine

Befindensstörungen – Chronische Krankheiten – Altern

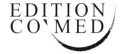

Hartmut Heine und Elke Heine

Befindensstörungen – Chronische Krankheiten – Altern

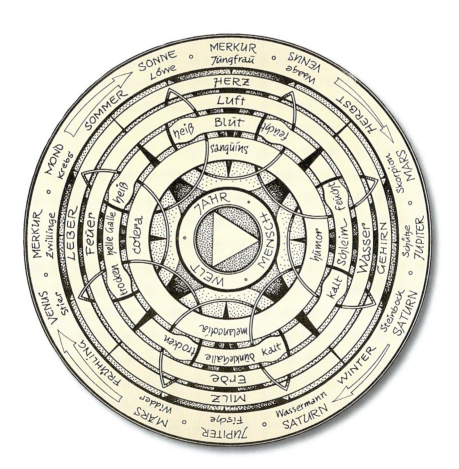

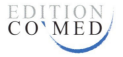

© **CO'MED** Verlagsgesellschaft mbH
Hochheim 2009
Alle Rechte vorbehalten
Umschlag: Jürgen Bücker
Satz: Jürgen Bücker, Anke Zimmermann
Druck: Euro Print, Prag
Printed in Czech Republic

ISBN: 978-3-934672-35-2

Inhalt

Vorwort 7

Einleitung 9

1. Befindensstörungen 11

1.1 Salutogenetische Sicht 12
1.1.1 Materielle Gründe 12
1.1.2 Soziostrukturelle These 13
1.1.3 Psychosoziale These 13
1.1.4 Kulturelle These 14
1.1.5 Lebensstil These 14
1.1.6 Biologische These 15
1.1.7 Selektionsthese 17

1.2 Befindensstörungen und ihre somatoformen Erscheinungen 18
1.2.1 Einfluss genetischer Faktoren auf bio-psycho-soziale Faktoren 20
1.2.2 Psychologische Risikofaktoren 22

1.3 Bedeutung von Biorhythmen 24

1.4 Grundregulation und Befindensstörungen 27

1.5 Stressgeschehen: Bedeutung des PNIEE Komplexes 33
1.5.1 Der Stress-Reaktions-Prozess (SRP) 35
1.5.2 Das neurobiologische Stresskorrelat 38
1.5.3 Bedeutung von Zytokinen im Stressgeschehen 41
1.5.4 Therapeutische Möglichkeiten 41

1.6 Bedeutung von Ernährung und Darmflora für das Befinden 42
1.6.1 Multi-Target-Therapie von Befindensstörungen 43
1.6.2 Bedeutung antimikrobieller Peptide (amPs) in der Immunregulation 49
1.6.3 Befindensstörungen und Energieregulation 50

1.7 Gesprächs- und Verhaltenstherapie 52
1.7.1 Gender Medizin 53
1.7.2 Gender-Reaktionsmuster 56

1.8 Übersicht 56

2.	**Chronische Krankheiten**	59
2.1	Definition	59
2.1.1	Bedeutung der Anamnese. Konfliktverarbeitung	59
2.1.2	Immunologische Toleranz. Bedeutung regulatorischer Th3 Lymphozyten	64
2.1.3	Verselbständigung von Schmerzen bei chronischen Krankheiten	70
2.1.4	Psychosomatischer Therapieansatz bei chronischen Krankheiten	77
2.2	Übersicht	77
3.	**Altern**	80
3.1	Altern aus Sicht der Grundregulation	79
3.2	Altern als Stressgeschehen	89
3.3	Immunologie der alternden Grundsubstanz (ECM)	93
3.4	Metabolisches Syndrom und Altersdiabetes	95
3.5	Osteoporose (Knochenverlust im Alter)	98
3.6	Depression und Angst	100
3.7	Psychogene Störungen im Alter	104
3.8	Altersdemenzen	108
3.8.1	Die Parkinson-Krankheit	111
3.8.2	Alter und Alzheimer Demenz	115
3.8.2.1	Entwicklung der Alzheimer Demenz	115
3.8.2.2	Bedeutung der perineuralen extrazellulären Matrix (PECM)	116
3.8.2.3	Die Bedeutung von Appican für die Entwicklung der Alzheimer Demenz	121
3.8.2.4	Die Ammenfunktion der Astrozyten	122
3.8.2.5	Alzheimer Demenz- eine auf das Gehirn begrenzte unspezifische Entzündung	125
3.8.2.6	Therapeutische Konsequenzen	129
3.9	Übersicht	130
4.	**Literatur**	133
5.	**Stichwortverzeichnis**	157

Vorwort

Vorwort

In diesem Werk wird angesichts des sich beschleunigenden demographischen Wandels erstmals der Wirkkreis Befindensstörungen - chronische Krankheiten - Altern im Zusammenhang aus salutogenetischer Sicht erläutert. Dies kennen und verstehen zu lernen wird zukünftig zum Rüstzeug jedes Therapeuten gehören müssen, der hier erfolgreich tätig sein will.

Praktischer Nutzen, so auch in der Medizin, entsteht auf dem Boden solider theoretischer Bildung. Theorien, d. h. generelle Annahmen über die Wirklichkeit, erweitern unsere Handlungsmöglichkeiten außerordentlich. Die sich daraus entwickelnde Hochleistungsmedizin wird zwar immer besser, kommt aber immer weniger Patienten zugute, außerdem ist sie personalintensiv und kostentreibend.

Die weitaus größte Zahl Kranker sind Befindensgestörte und chronisch Leidende. Sie werden auf gänzlich neue Versorgungsbereiche angewiesen sein. Dabei kommt es darauf an, den Menschen als Ganzes zu behandeln. Wir brauchen daher ein System der Medizin, das Gesundheitssicherung und Krankenversorgung gleichzeitig und gleichrangig umfasst. Eine derartige „Ganzheitsmedizin" ist auch vorrangig notwendig für die Versorgung des ständig wachsenden Anteils alter Menschen in unserer Gesellschaft.

Dem Therapeuten der Zukunft wachsen damit wieder die ältesten Kompetenzen der Heilkunde zu: Sie erstrecken sich neben der Krankenbehandlung auf Gesundheitsbildung und Lebensführung. Das goldene Zeitalter der Pille geht zu Ende. Zwar beherrschen wir leidlich die Infektionskrankheiten, aber nicht die **Wohlstandsseuchen** mit ihrer ganzen Hierarchie an Risikofaktoren. Sie beginnen stets mit Befindensstörungen als Warnung. Halten diese länger an, können sich daraus kaum therapierbare chronische Krankheiten und Tumore entwickeln.

Die Medizin wird sich zunehmend im Vorfeld von Krankheiten abspielen, d. h. zu den pathogenetischen Aspekten des Krankseins müssen die salutogenetischen der Gesunderhaltung treten. Ansonsten werden aus rein praktischer Sicht die Belastungen des Sozialproduktes durch Krankenversicherungen und Heilungsmaßnahmen unerträglich.

Das vorliegende Werk soll dazu beitragen aus einer ökonomischen, d. h. medizinische Leistungen als „Ware", eine ökologische Medizin zu fördern, die an den Bedürfnissen des Individuums orientiert ist. Das Buch richtet sich daher an alle, die im Gesundheitswesen arbeiten. Die therapeutisch Tätigen werden im Text nicht differenziert (Ärzte, Heilpraktiker, Logopäden usw.), sondern unter den Oberbegriff „Therapeut" gestellt. Wichtige Hinweise zu Theorie und Praxis sind durch vorgestellte Punkte gekennzeichnet.

Unser Dank gilt dem Verleger Herrn Manfred Maiworm (CO`MED Verlag, Hochheim), der spontan unsere Idee zu diesem Werk aufgriff sowie für eine rasche und vorzügliche Durchführung des Druckes sorgte. Last but not least danken wir den Firmen St. Johanser (Gauting) und magnet-aktiv (Wiesloch), vertreten durch die Herren Franz Xaver und Bernhard Kohl für finanzielle Unterstützung zur Durchführung der notwendigen Literaturrecherchen und Erstellung der Computerabbildungen.

Neuhausen, im Herbst 2009
Hartmut und Elke Heine

Einleitung

Einleitung

In den westlichen Industrieländern zeigt ein Drittel aller Menschen, die mit gesundheitlichen Problemen zum Therapeuten kommen, keine Anzeichen einer organischen Erkrankung (v. Uexküll und Wesiack 1988). Nach Jork und Peseschkian (2006) sollen 50% aller Befindensstörungen gar keinen Therapeuten aufsuchen. Aus meist sozioökonomischen Gründen nehmen sie die Warnhinweise ihres Körpers nicht „ernst". Meist wird das Problem mit dem vermeintlich für alle verständlichen Begriff „Stress" umgangen. Damit braucht man sich nicht auf die in der Medizin übliche kausal-analytische Frage „wo fehlt's denn?" einlassen. Denn das „Wo" will eine Lokalisierbarkeit erkennen, das „Fehlen" auf ein Defizit aufmerksam machen. Implizit entsteht dabei beim Ratsuchenden das Gefühl des „Schuldhabens". Die nötige Kommunikation zwischen Patient und Therapeut gerät dann häufig auf falsche Wege, da sie durch Verbote (du musst abnehmen, dich mehr bewegen, die Ernährung umstellen usw.) ersetzt wird.

Dieses Kommunikationsdefizit ist kennzeichnend für Befindensgestörte. Beratung und Behandlung werden dann häufig über ein Laiensystem aus Nachbarn, Bekannten, Verwandten, Apothekern, in medizinischen Hilfsberufen Tätigen usw. gesucht. Der Therapeut muss wissen, dass er zusammen mit seinem Patienten ein kommunikatives System der gegenseitigen subjektiven Wahrnehmung aufbauen muss. Objektive Beobachtungen, wie sie das „Wo" und „Fehlen" voraussetzen, können in einer Kommunikationsmatrix gar nicht erhoben werden.

- Es wird zu wenig beachtet, dass die Einheit von Seele und Leib sich im individuellen Befinden ausdrückt.

Befindensstörungen psychischer Art werden daher stets auch mit somatischen Beschwerden verbunden sein und umgekehrt (Heine 2007a). Unser Befinden ist immer abhängig von unserer anatomisch-physiologischen Struktur, von der gegebenen sozialen Stufe sowie von unserer Kultur mit ihren Denk- und Handlungsweisen. Von besonderer Bedeutung ist dabei der Einfluss unserer familiären Umgebung bzw. partnerschaftlichen Beziehungen und die ganz persönliche Biographie mit unserem Wissen, unserer Arbeit, Gefühlsleben und Dynamik. Erst aus einem derartigen bio-psycho-sozialen Zusammenhang heraus werden Befindensstörungen behandelbar. Unbehandelt entwickeln sie sich individuell über kürzere oder längere Zeit zu chronischen Krankheiten (zu denen auch Tumore zu rechnen sind). Bei alten Menschen ist zu beachten, dass der individuelle bio-psycho-soziale Kreis zunehmend gefährdet wird und einer erweiterten intensiven Kommunikationsmatrix bedarf mit übergreifenden „Zeitstrukturen" wie Enkel, Verwandte, Gesprächskreisen sowie zeitnahen Therapeuten und Pflegeeinrichtungen.

1. Befindensstörung

1. Befindensstörungen

Befindensstörungen betreffen das ganze System „Mensch" und werden häufig bagatellisiert. Die für ihre Behandlung bewährten Medikamente werden als unwirtschaftlich bezeichnet und zunehmend von der Erstattung ausgeschlossen. Letztlich werden Befindensstörungen (zusammen mit psychischen, sozialen und wirtschaftlichen Problemen) kaum mehr als Krankheit gesehen, sondern hinter objektiv messbare und naturwissenschaftlich normierbare Krankheiten gestellt. Das daraus resultierende medizinische Ingenieurunwesen kommt mit einem ungeheuren finanziellen Aufwand jedoch nur einer relativ kleinen Zahl von Hochrisikopatienten zugute, wogegen die große Zahl derer, die in Anfangsstadien von Systemerkrankungen steht, immer weniger berücksichtigt wird. Dies geht zu Lasten der Solidargemeinschaft. Auch deshalb, weil immer teurer werdende so genannte innovative Medikamente und Operationsverfahren nicht nur dort eingesetzt werden, wo sie wirklich notwendig sind, sondern auf Patienten ausgedehnt werden, die dies gar nicht brauchten.

Aus pathogenetischer Sicht steht ein „sozialepidemiologisches Paradoxon" im Vordergrund, das über Befindensstörungen zu chronischen Krankheiten führt: Der „sozioökonomische Gradient" bzw. „Schichtgradient" (SG) (Sapolsky 2005, Schneider 2008). Darunter versteht man die Tatsache, dass Männer wie Frauen aus der unteren Sozialschicht („unter 1500 Euro monatliches Bruttoeinkommen") eine um ca. neun Jahre kürzere Lebenserwartung haben als jene der oberen Sozialschicht („über 4500 Euro monatliches Bruttoeinkommen" (Lauterbach et al. 2006). Der SG ist zu einem der wichtigsten Themen für die Versorgungsforschung und Gesundheitspolitik in den Industrieländern geworden (Middeke 2006).

Der SG lässt bei Individuen der unteren Gesellschaftsschicht Rückschlüsse auf gestörte Einpassung eines Individuums in das soziale, politische und kulturelle Leben erkennen. Dahinter stehen Störungen sehr komplexer Rückkopplungen zwischen Herkunft, genetischen-, verhaltenspsychologischen-, sozioökonomischen- und Umweltbedingungen. Dabei ist stets zu beachten, dass somatopsychische Ereignisse immer mit psychosomatischen gekoppelt sind, die z. B. geringfügige somatische Belastungen stark „aufwerten" können. Letztlich resultiert daraus ein breites Spektrum an Befindensstörungen wie Ängstlichkeit, Antriebsverlust, rasche Ermüdung, Gedächtnisprobleme, Reizbarkeit, unklare Oberbauchbeschwerden, fibromyalgetische Erscheinungen sowie Atemwegs- und Herz-Kreislaufprobleme. Dies verstärkt psychosozialen Stress, woraus sich eine sozioökonomische Problematik entwickeln kann, die von Unzuverlässigkeit, Ausbildungsproblemen, Aggressivität am Arbeitsplatz und im Umgang mit Angehörigen sowie soziale Phobie, Minderwertigkeitsgefühl, häufigem Arbeitsplatzwechsel mit sinkenden Anforderungen, letztlich auch Arbeitslosigkeit geprägt wird. Dabei ist meist soziale Angst die Führungsgröße, verbunden mit dem Schmerz des „Nicht-Erreichen-Können". Die Voraussetzungen dazu werden in der unteren Schicht bereits durch frühkindliche Angstzustände ausgelöst, wie sie ein schwaches soziales Umfeld und soziale Seperation (u. a. keine Kindergärten, Schlüsselkinder, Alleingelassenwerden u. a. m.) mit sich bringen. Als hilfreich haben sich Verhaltenstherapien, evtl. kombiniert mit einem Serotoninrücknahmehemmer (Sertralin), erwiesen (Walkup et al. 2008, Emslie 2008). In höheren Gesellschaftsschichten läuft diese Spirale durch Einbindung in sichere soziöokomische Verhältnisse in der umgekehrten Richtung (u. a. Überheblichkeit, Egoismus, Gleichgültigkeit).

1.1 Salutogenetische Sicht

Aus **salutogenetischer Sicht** muss der SG mit seinem negativen Einfluss auf erhöhte Morbidität und Mortalität in der unteren Gesellschaftsschicht durch Erforschung seiner komplexen psychosozialen Rückkopplungen genauer erfasst werden. Dadurch wird es gelingen anamnestische und therapeutische Modelle zu entwickeln, um Befindensstörungen im Frühstadium besser abklären zu können. Dazu ist eine wissenschaftliche Kooperation aller im Gesundheits- und Bildungswesen Tätigen nötig.

Befindensstörungen in der Oberschicht sind leichter abzuklären, da es sich hauptsächlich um Karriere- und partnerschaftliche Probleme handelt.

Eine Erklärung für den SG beinhaltet daher die Analyse materieller, soziostruktureller, psychosozialer, kultureller, lebensstilbedingter, biologischer und selektiver Hintergründe („Sozialanamnese") (Schneider 2008).

1.1.1 Materielle Gründe

Finanzielle Einschränkungen sind mitverantwortlich für Befindensstörungen mit begleitendem schlechterem Gesundheitszustand und daraus resultierender kürzerer Lebensdauer. Bessergestellten ist es bei gleicher Krankheitsdiagnose eher möglich, Maßnahmen zu ergreifen, wie z. B. durch Zusatzversicherungen die Anschaffung und/oder Installation geeigneter, in der Regel privat zu zahlender Heil- und Hilfsmittel zu organisieren. Es ist auch zu fragen, inwiefern die Praxisgebühr sowie Zuzahlungen zu Medikamenten und Therapien zu einer therapeutischen Unterversorgung führen können.

1.1.2 Soziostrukturelle These

Hier stehen die unterschiedlichen Arbeits- und Wohnbedingungen im Vordergrund der Entwicklung von Befindensstörungen. Ein SG ist nachgewiesen für Arbeitsbelastungen (körperliche Beanspruchung, Umgebungseinflüsse, psychische Belastungen) und tätigkeitsbedingte Über- und Fehlbeanspruchungen. Sie können vor allem zu orthopädischen Beschwerden und Erkrankungen führen (z. B. Rückenschmerzen und Arthrose). Zusätzlich sind auch berufliche Unfallrisiken sozial ungleich verteilt (Langen 2004, Mielck 2005).

Physikalische, chemische und biologische Noxen am Arbeitsplatz können die Gesundheit ebenfalls stark beeinträchtigen. Schichtspezifisch prävalent sind Lärm am Arbeitsplatz, Strahlung, Temperaturschwankungen und Belastungen der Atemluft (Opholzer 1994). Ungünstige Arbeitssituationen können sich auch in psychosomatischen Belastungen niederschlagen, z. B. bei Akkordarbeit, Nacht- und Schichtarbeit bei außerbetrieblich geringerer Möglichkeiten zur Erholung (Gerhardt 1991).

Auch Wohnverhältnisse, deren sozialräumliche Umweltbedingungen das individuelle Leben schädigen, fördern Befindensstörungen. Dabei sind nicht nur die eigenen Wohnsituation (Ausstattungsmerkmale, Raumluft u. ä.) von Bedeutung, sondern aus gesundheitlicher Sicht vor allem eine ungünstige physische Umwelt (Verkehrsaufkommen, allgemeine Lärmbelästigungen, Luftqualität, Infrastruktur an Sport- und Erholungsstätten) und soziale Umwelt (Sozialklima).

1.1.3 Psychosoziale These

In der unteren Gesellschaftsschicht ist die Balance zwischen belastenden Stressoren und entlastenden Ressourcen gestört. Damit sind konkrete Arbeitshilfen und Pflegeleistungen gemeint, wie z. B. Haushaltshilfe bei Erkrankung, häusliche Krankenpflege, Unterstützung bei Hausarbeit und Kinderbetreuung (Quick et al. 1996). Eine Reduktion des

Krankheitsrisikos kann auch durch informationelle Leistungen sozialer Netzwerke bewirkt werden. Dazu gehören gesundheitsrelevante Auskünfte über medizinische Sachverhalte, über den Zugang zu medizinischer Versorgung, über die Qualität von Therapeuten und über Vorsorgeuntersuchungen (Resch 2002).

1.1.4 Kulturelle These

Es ist verständlich, dass gesundheitsförderliches Verhalten den Erwerb gesundheitsrelevanten Wissens voraussetzt. Dies ist direkt mit dem individuellen Bildungsniveau verbunden, das in der Oberschicht eher zur Annahme gesundheitsrelevanten Verhaltens, zur Selbstdisziplinierung, Handlungskompetenz und damit zur diagnostischen Abklärung von Befindensstörungen führt. Wichtig ist dabei eine bessere Therapeut-Patient-Kommunikation (Becker 1998).

Hier müssen medizinethische Aspekte im Umgang mit Migranten bedacht werden. Aufgrund der ungewohnten Bedingungen entstehen psychosoziale Stressoren, die ein Gefühl des Kontroll- und Orientierungsverlustes vermitteln. Dabei haben die meist schlechten Arbeits-, Wohn- und Umgebungsbedingungen einen verstärkenden Effekt. Ein sich entwickelnder circulus vitiosus führt zu einer Vielzahl stressbedingter endokriner und neuronaler Befindensstörungen mit depressiver Verstimmung und der Gefahr der Entwicklung von Bluthochdruck, Arteriosklerose, Diabetes Typ II, Atemwegsproblemen, Allergien, Magengeschwüren und entzündlichen Darmerkrankungen (z. B. Morbus Crohn).

Ein weiteres Problem ist die Verständigung bei Migrantenhintergrund. In einem transkulturellen Therapeut-Patient-Verhältnis ist häufig eine Mindestverständigung wegen sprachlicher und kultureller Barriere nur schwer erreichbar (Ilkilic 2007).

1.1.5 Lebensstil These

Für gesundheitsrelevante Verhaltensweisen wie ungesundes Ernährungsverhalten, körperliche Inaktivität, Tabakkonsum, Drogenmissbrauch oder Nichtinanspruchnahme von Präventionsmaßnahmen (Rückenschulen, Impfungen, Vorsorgeangebote) ist ein negativer Zusammenhang mit der Schichtzugehörigkeit belegt (Schneider 2008).

1. Befindensstörung

1.1.6 Biologische These

Ein weitgehend vernachlässigter Aspekt ist die sozial ungleiche Verteilung gesundheitlicher Startchancen am Beginn des Lebens. Gemeint ist damit die genetische Disposition ebenso wie prä- und perinatale Einflüsse auf das Un- bzw. Neugeborene. Aus psychologischer Sicht verursachen bestimmte Gene direkt kein bestimmtes Verhalten, sondern kodieren für bestimmte Proteine in neuronalen Schaltkreisen des Gehirns, die in den Nervenzellen Reaktionswege anstoßen, die u. a. das soziale Verhalten beeinflussen können (Robinson et al. 2008).

(**Zur Erinnerung:** So wie die Chromosomen in Paaren vorliegen, eines vom Vater, eines von der Mutter, so auch ihre kleinsten funktionellen Abschnitte, die Gene. Zwei paarweise zugeordnete Gene heißen Allele. Sind sie von gleicher Beschaffenheit dann ist das Individuum homozygot bezüglich des Allelpaares, sind sie verschieden, dann ist es heterozygot (Lenz 1983)).

Die genetische Disposition bezieht sich auf die Genmerkmale der Eltern, sie sind durch den Betroffenen nicht zu beeinflussen. Das bedeutet, dass der soziale Schichtgradient für Morbidität und Mortalität und damit von Befindensstörungen und ihren Folgen auch auf vererbten und nicht nur sozialbedingten Risikofaktoren und/oder Erkrankungsrisiken basiert (Mielk und Rogowski 2007). Ereignisse und Prozesse, die vor der Geburt beginnen, müssen als kritische Periode der Krankheitsentstehung bedacht werden (Dragomo und Siegrist 2006). Die gesundheitlichen Startchancen der betroffenen Kinder werden wesentlich vom prä- und perinatalen Verhalten ihrer Mütter beeinflusst. Zu den gravierendsten Noxen zählt hier der Substanzmissbrauch Schwangerer wie Tabak-, Alkohol- oder Drogenkonsum, die das Hypotrophie-, Fehlbildungs- und Frühgeburtsrisiko erhöhen. Auch diese Verhaltensweisen sind unter Schwangeren schichtspezifisch prävalent (Lu et al. 2001).

Aus genetischer Sicht sind für unser Sozialverhalten offenbar Peptide aus Nervenzellen (Neuropeptide) von großer Bedeutung (Huber et al. 2005, Heine 2007a, Donaldson und Joung 2008). Insbesondere sind die bereits bei Würmern und Insekten nachweisbaren Neuropeptide (bzw. deren Vorstufen) Oxytocin und Adiuretin (Vasopressin) für unser psychosoziales Verhalten wichtig. Oxytocin wurde zunächst als „Wehenhormon" (Kontraktion des Uterus), Adiuretin für die Gefäßkontraktion und Wasserrückresorption aus der Niere bekannt. Beide Neuropeptide werden im Hypothalamus gebildet und im Hypophysenhinterlappen gespeichert. Von dort können sie je nach Bedarf in die Blutbahn abgegeben werden (Zilles und Rehkämper 1998). Gleichzeitig werden beide Neuropeptide über Nerven zum Mandelkern (Corpus amygdaloideum) an der Spitze des Unterhorns des Seitenventrikels des Gehirns geleitet (Abb. 1). Das Kerngebiet steht seinerseits mit dem Taktgeber aller Biorhythmen, dem Nucleus suprachiasmatis im Hypothalamus und mit dem limbischen System (psychisches Gefühlszentrum) in Verbindung (Abb. 1). Dieses hat Anschluss an das Kerngebiet des Thalamus („Tor zum Bewusstsein") und die Bewusstseins erzeugenden Rindenfelder des Großhirns (Abb. 1). Unterdessen ist bekannt,

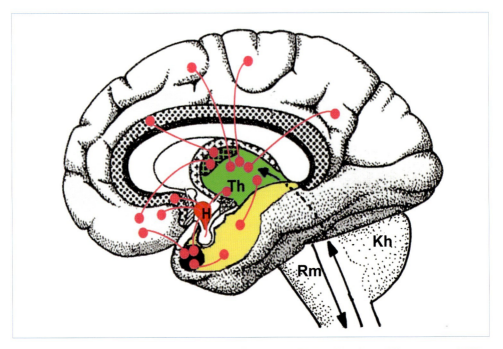

Abb. 1: Verknüpfung (rote Linien mit roten Anfangs- und Endpunkten) von Hirnzentren mit Rindengebieten wodurch Befinden bewusst wird. Zentrale Bedeutung des Hypothalamus (H rot; enthält den Nucleus arcuatus); Thalamus Th (grün; „Tor zum Bewusstsein") mit Nucleus anterior thalami (gerastert), Corpus amygdaloideum (Mandelkern; schwarz gefüllter Kreis) und Hippocampus (gelb). Diese Kerngebiete gehören zum limbischen System. Aus dem Rückenmark (Rm) zum Thalamus aufsteigende sensible Bahnen und aus dem Großhirn ins Rm absteigende motorische Bahnen sind durch schwarze Pfeile gekennzeichnet. Im Nebenschluss das Kleinhirn (Kh). Hauptkomponenten des „Schmerzkreises" (1-4, Th). 1 Vorderer cingulärer Rindenbereich (gerastert), 2 somatosensible Rinde, 3 periaquäductales Grau, 4 ventromedialer präfrontaler Cortex (starke Überlappung von Schmerz und Belohnung), Insula (nicht dargestellt) (Heine 2008).

1. Befindensstörung

dass Oxytocin das Grundmuster weiblichen soziosexuellen Verhaltens (Libido, Geburt, Laktation, mütterliche Bindung an Kinder, Paarbildung) steuern hilft. Das typische soziosexuelle Verhalten des Mannes (Aggression, Territorialabgrenzung, Paarbildung) wird von Adiuretin beeinflusst. Oxytocin bewirkt zusätzlich in beiden Geschlechtern kooperatives Verhalten und Vertrauensbildung (Donaldson und Young 2008).

Die Erforschung genetischer Variabilitäten bei den neurozellulären Rezeptoren beider Neuropeptide hat bisher erbracht, dass eine bestimmte Änderung im Gen des Rezeptors für Adiuretin zu erheblichen Störungen in der Entwicklung und Beibehaltung partnerschaftlicher Beziehungen führt (Übersicht bei Donaldson und Young 2008). Oxytocin und Adiuretin beeinflussen über ihre Rezeptoren auf den zentralen Amygdalaneuronen unsere Angst- und Furchtreaktionen (Huber et al. 2005). Halten diese Reaktionen über lange Zeit an, werden die Rezeptoren für beide Neuropeptide im Mandelkern erhöht, wodurch es zur Etablierung von Angst- und Furchtverhalten über mehrere Generationen kommen kann (Huber et al. 2005). Angst und Furcht bei Eltern können bereits die Fürsorge für ihre Kinder stark beeinträchtigen.

Derzeit wird bereits in präklinischen Studien durch intranasale Gabe von Oxytocin oder Vasopressin versucht, das menschliche Sozialverhalten zu moderieren (Donaldson und Young 2008). Bei Befindensstörungen ist deshalb die Überprüfung der Balance beider Neuropeptide im Blutplasma unbedingt angezeigt, um im Vorfeld von chronischen Krankheiten prophylaktisch tätig werden zu können.

1.1.7 Selektionsthese

Die plakative Formulierung „Krankheit macht arm" weist auf die Gefahr eines sozialen Abstiegs bei weniger Gesunden hin. Umgekehrt wäre ein sozialer Aufstieg für Kranke schwieriger. In der Tat stellen anhaltende Befindensstörungen oder chronische Krankheiten Faktoren für das gesellschaftliche und berufliche Fortkommen dar (Townsend et al. 1982, Siegrist 2006). Dieser Kausalzusammenhang ist intra- wie interpersonell relevant: Gesundheitlich beeinträchtigte Eltern stammen nicht nur häufig aus unteren Statusgruppen, sie sind auch eher einem weiteren sozialen Abstieg ausgesetzt. Häufig geben sie dann die gesundheitlichen und sozialen Risiken an die nächste Generation weiter.

Die geschilderten Thesen sind geeignet, einen Perspektivwechsel von der Krankheitsentstehung durch Risikofaktoren hin zu ihrem bio-psycho-sozialen Hintergrund zu ermöglichen. Damit werden verhältnispräventive Maßnahmen in den Vordergrund gerückt, die sich in der politschen Steuerung der Erstattungspraxis, der Krankenversicherung, Arbeitsschutz, Wohnungsbau usw. niederschlagen müssen. Letztlich sollte jeder Einzelne in die Lage versetzt werden, eigeninitiativ aktiv zu werden.

- Diagnosen spezifischer Krankheiten im kausalanalytischen Verständnis der Pathogenese orientieren sich zumeist an „Risikofaktoren". Salutogenetisch muss dieser Begriff um den Status des Individuums im Rahmen seiner Lebensgeschichte erweitert werden (Tab. 1).

Tab. 1: Handlungsansätze aus pathogenetischer und salutogenetischer Sicht (aus Jork 2006)

Pathogenese	Salutogenese
Krankengeschichte	Biografie
Risikofaktoren	Verhaltensmuster
aktuelle Beschwerden	Lebenssituation
Krankheitsverlauf	bisherige Selbsthilfe
pathologische Befunde	gesundheitserhaltende und Widerstandsressoucen
medizinische Therapie	+ Einsatz salutogener Ressourcen

1.2. Befindensstörungen und ihre somatoformen Erscheinungen

Befindensstörungen müssen als Warnung des Organismus verstanden werden, den bisherigen Lebensstil zu ändern (Heine 2007a). Im Unterschied zu chronischen Krankheiten können Befindensstörungen therapeutisch zur je eigenen individuellen bio-psychosozialen Gesundheitsnorm („Wohlgefühl") zurückgeführt werden.

Befindensstörungen haben einen wesentlichen Hintergrund in der Entwurzelung des Einzelnen in unserer Gesellschaft. Durch Werte- und Sinnverlust im täglichen Leben steigen Unlust, Angst und aggressives Verhalten. Die daraus resultierenden Befindensstörungen werden meist unterdrückt und nicht verbalisiert, um die eigenen Möglichkeiten um Ge-

1. Befindensstörung

sellschaft und Karriere nicht zu gefährden. Der Preis dafür sind psychogen ausgelöste körperliche Beschwerden, sogenannte somatoforme Störungen (Übersicht bei Maurus 2008). Sie sind mit dem vegetativen Nervensystem (Sympathikus, Parasympathikus) verkoppelt, das psychische Signale aus dem Gehirn an alle Organe vermitteln kann. Je nach individueller Disposition (genetischer Hintergrund) und Konstitution (individuelle Reaktionsbereitschaft mit Anpassungs- und Leistungsfähigkeit) werden dann verschiedene Organe bzw. Organsysteme betroffen sein (Maurus 2008). Somatoforme Beschwerden legen aufgrund von Schmerzen medizinische Krankheitsfaktoren nahe, ohne dass eine hinreichende pathophysiologische Ursache für die Beschwerden festgestellt werden könnte. Zu den häufigsten Einzelbeschwerden gehören Rücken-, Gelenk- und Kopfschmerzen gefolgt von gastrointestinalen Beschwerden (Bauchschmerz, Unverträglichkeit verschiedener Nahrungsmittel, Blähung) und kardiovaskuläre Störungen (z. B. Palpitationen „Herzklopfen") (Maurus 2008).

Ätiologisch sind an der Entstehung somatoformer Beschwerden multiple physiologische, kognitive, emotionale und verhaltensbezogene Faktoren beteiligt. Aus salutogenetischer Sicht ist ein multifaktorielles Krankheitsverständnis des Therapeuten Voraussetzung für spezifische und unspezifische Ätiologiefaktoren, um auf individueller, interaktioneller und soziokultureller Ebene tätig werden zu können.

Eine wirksame dauerhafte regulative Unterstützung der Herz-Kreislaufverhältnisse wird durch niedrig potenziertes (D4) Strophantin (Strophactiv®; Firma magnet-activ Wiesloch) erreicht (Schwabe 2007).

Entzündungshemmend wirkt homöopathisiertes Rhus toxicodendron (D6) (Heine 2008).

Rasche (meist jedoch nicht dauerhafte) Erleichterung kann durch Akupunktur und Neuraltherapie erreicht werden (Übersicht bei Heine 2007a).

(Diese Hinweise gelten auch als adjuvante Maßnahmen für schulmedizinische Therapien bei **chronischen Krankheiten** und **in der Geriatrie**).

1.2.1 Einfluss genetischer Faktoren auf bio-psycho-soziale Faktoren

Insgesamt gibt es nur wenige, bisher auch nicht ausreichend wiederholte Untersuchungen zum genetischen Risiko bei somatoformen Störungen. Diese beruhen auf psychischen Problematiken, die für sich als Befindensstörungen zu interpretieren sind, aber auch komplexe genetische Hintergründe vermuten lassen. Wie oben genannt besteht jedes Gen aus vielen Bausteinen (Allele), die individuell kleine Abweichungen aufweisen können. Die dadurch gegebene hohe Variabilität (Polymorphismen) ist verantwortlich für die von einander unterscheidbaren Phänotypen (Übersicht bei Holden 2008). Entsprechend variabel können Befindensstörungen und deren somatoforme Erscheinungen sein. Auf Variabilitäten im Adiuretin Rezeptor-Gen AVPR1a und deren Bedeutung für das menschliche Verhalten wurde bereits hingewiesen. Eine kurze Variante dieses Rezeptors scheint bei Männern eine Rolle im Aufnehmen und Erhalt partnerschaftlicher Beziehungen zu spielen. Ein anderes Beispiel sind Individuen, die Unterschiede in der Länge der Allele des Serotonintransporter (SERT)-Gens aufweisen. Serotonin ist an der Steuerung emotionaler Reaktionen beteiligt.

Die kurze Variante eines der Allele von SERT ist mit Depression und Angst („Neurotizismus") verbunden, wogegen ein Allel mit langer Form Lockerheit im Umgang mit Problemen bringt. Die kurze Allel-Variante von SERT führt zu erhöhtem Serotoningehalt in den Synapsen serotoninerger Nervenbahnen. Bei der langen Variante ist es offenbar umgekehrt. Zwei Drittel der Individuen, die zwei kurze, Allele haben und als Kinder missbraucht worden sind, leiden als Erwachsene an Depressionen, nicht dagegen jene mit zwei langen Allelen. SERT ist an sehr vielen Verhaltensweisen und damit somatoformen Störungen (u. a. irritables Darmsyndrom, Depression, Aufmerksamkeitsdefizit, Hyperaktivität, Kontaktunfähigkeit, Sensationsgier und Schizophrenie) beteiligt (Übersicht bei Holden 2008).

Ein so genanntes **„warrior" (Krieger) Gen** ist eine Variante des Gens für Monoaminoxidase (MAO-A). MAO-A verstoffwechselt die Neurotransmittersubstanzen Katecholamine (Adrenalin, Noradrenalin) und Dopamin. Individuen, die in den zentralen Zellen des Mandelkerns vermehrt MAO-A produzieren, haben Probleme, ihre Emotionen zu kontrollieren, vor allem, wenn normale soziale Beziehungen (z. B. Familienverhältnisse) fehlen. Die beiden warrior-Allele machen sich als unsoziales Verhalten vor allem bei Individuen bemerkbar, die als Kinder missbraucht worden sind. Es gibt auch Hinweise, dass Testosteron die Wirkung von MAO-A verstärkt (Übersicht bei Holden 2008).

1. Befindensstörung

Dopamin spielt eine wesentliche Rolle für das individuelle Erleben. Ein Mangel an Dopamin führt zu aberranten Erlebensformen, z. B. keine Freude empfinden zu können. Dies wird wesentlich durch die Variation D2 in den beiden Allelen des Dopaminrezeptors verursacht, wodurch zuviel Dopamin gebunden wird. Das Allel D2 wird auch mit Suchtverhalten (Alkohol, Drogen, Rauchen, Spielen) wie auch unphysiologischem Essverhalten und Übergewicht in Beziehung gebracht. Die A1 Variante des Dopaminrezeptors führt bei seinen Trägern zu einer geringeren Bindung von Dopamin. Als Folge werden geringe Sozialbindungen beobachtet sowie frühe sexuelle Aktivität.

Dopamin wird in der praefrontalen Gehirnrinde durch COMT (Catechol O-Methyltransferase) abgebaut. Das Rindengebiet ist vor allem Sitz des logischen und planenden Denkens sowie der Schmerz- und Freudeverarbeitung. Das COMT-Gen kann für zwei Enzyme kodieren, die sich lediglich in einer Aminosäure an der Stelle 158 seiner Proteinkette unterscheiden. Wird die Aminosäure Valin in den beiden Allelen des COMT Gens durch Methionin ersetzt (val^{158} met Polymorphismus), zeigt sich experimentell bei der Maus eine höhere COMT-Aktivität mit gesteigerter Konzentrationsfähigkeit aber ängstlichem Verhalten (Übersicht bei Holden 2008).

Gene, die das bio-psycho-soziale Verhalten beeinflussen, führen kein Eigenleben, sondern bilden vielmehr ein Orchester, das in Rückkopplung zur Umwelt das individuelle Verhalten prägt. Aus dem Geschilderten wird deutlich, dass der genetische Hintergrund vor allem in die Entwicklung von Angstzuständen eingreift. Angst ist ein archaisch angelegtes notwendiges Verhalten, das bei entsprechenden Situationen zur Einschätzung von Gefahren und der Entwicklung von Fluchtverhalten bzw. Verteidigungsstrategien unerlässlich ist. Das steuernde Kerngebiet ist der Mandelkern, der sich in entsprechend homologer Ausbildung bereits im Urhirn (Archipallium) der Wirbeltiere nachweisen lässt (Abb. 1) (Übersicht bei Starck 1982). Wenn Angst als Modulator des individuellen Verhaltens zu dessen prägender Größe wird, werden zur Kompensation Unterdrückungsstrategien entwickelt. Die dabei entstehenden Befindensstörungen werden häufig ignoriert und schließlich als somatoforme Störungen prominent.

1.2.2 Psychologische Risikofaktoren

- Wie dargestellt, gibt es Befunde über den Zusammenhang zwischen somatoformen Störungen und dem Persönlichkeitskonstrukt „Neurotrizismus" (Alexithymie) als reduzierte Fähigkeit, eigene Emotionen wahrnehmen, ausdrücken und von körperlichen Symptomen unterscheiden zu können (Maurus 2008) (Tab. 2).

- Bei Kindern finden sich vermehrt somatoforme Störungen, deren Eltern oder nahe Angehörige von schweren organischen Krankheiten oder somatoformen Störungen betroffen sind oder waren.

Personen können ihr Krankheitsverhalten selbst verstärken durch verbale Schmerzäußerungen oder bei offen gezeigtem Krankheitsverhalten wie Stöhnen oder Humpeln (Maurus 2008).

- Somatoforme Störungen werden in ihrem Verlauf ungünstig beeinflusst, wenn es zu organisch-somatischen Ursachenzuschreibungen (Kausalattributionen) kommt wie katastrophierende Bewertungen der eigenen Beschwerden (z. B. mein Kopfschmerz ist Anzeichen für einen Tumor), negative Verlaufserwartungen (z. B. es wird alles noch schlimmer) und niedrige Kontrollerwartungen (z. B. ich kann nichts tun, damit es besser wird).

Patienten mit somatoformen Störungen sind häufig der Überzeugung, körperlich schwach zu sein, Belastungen weniger standhalten zu können und sogar geringfügige Körpersensationen eher wahrzunehmen. Gleichzeitig scheinen sie dabei nicht ausreichend in der Lage zu sein, positive bzw. normalisierende Erklärungen für ihre Beschwerden zu finden (Tab. 2) (Maurus 2008).

- Somatosensible Verstärkung ist ein störungsspezifischer Wahrnehmungsstil, der für die Entstehung wie auch Aufrechterhaltung unklarer Körperbeschwerden bzw. Hypochondrie große Bedeutung hat. Dabei entsteht ein Prozess selektiver Aufmerksamkeit auf körperliche Vorgänge, wobei selbst schwache, alltägliche und vorübergehende körperliche Reaktionen intensiv erlebt und diese als bedrohlich interpretiert werden. Die daraus resultierende Angst führt zu weiterer Aufmerksamkeitszuwendung auf körperliche Vorgänge mit Intensivierung der Körperreaktionen und damit zu einer Erhöhung der Symptomwahrnehmung.

1. Befindensstörung

Tab. 2: Charakeristische Merkmale somatoformer Störungen (nach Bleichhardt und Hiller 2005)

Physiologische Merkmale

- Kernmerkmal unklare körperliche Beschwerden
- Chronische Stressreaktionen

Kognitive Merkmale

- Enger Gesundheitsbegriff: Gesundheit = Freiheit von körperlichen Beschwerden
- katastrophisierende Bewertung von Körperempfindungen: Körperliche Beschwerden werden als bedrohlich, unkontrollierbar, extrem beeinträchtigend interpretiert
- Somatosensorische Verstärkung (somatosensory amplification; Barsky et al. 1990): Teufelskreis aus katastrophisierender Bewertung auf Aufmerksamkeitszuwendung auf körperliche Vorgänge

Emotionale Merkmale

- Hilflosigkeit, Trauer und Wut als Reaktionen auf körperliche Beschwerden
- Alexithymie (v. a. die Unfähigkeit, Gefühle wahrzunehmen und auszudrücken) als unspezifisches Charakteristikum

Verhaltensbezogene Merkmale („Krankheitsverhalten")

- Häufige Inanspruchnahme medizinischer Dienste („doctor hopping" bezeichnet den häufigen Wechsel von Ärzten und Facharztrichtungen)
- Einnahme von Medikamenten, häufig Schmerzmittel
- Schonverhalten (Vermeidung bestimmter Bewegungen, Vermeidung allgemeiner Belastungen und Verpflichtungen, sozialer Rückzug als Folge)
- Rückversicherungen: sich von Ärzten die Unbedenklichkeit der körperlichen

- Dysfunktionales Krankheitsverhalten tritt auf, wenn zur Aufrechterhaltung somatoformer Beschwerden Schon- und Vermeidungsverhalten, Rückversicherung, Kontrollverhalten sowie übermäßige und eigenmächtige Medikamenteneinnahme erkennbar wird. Diese maladaptiven Bewältigungsstrategien fördern den Abbau körperlicher Kondition sowie negative affektive Reaktionen und die gedankliche Beschäftigung mit den Beschwerden. Selbst wenn die Betroffenen durch ihr Verhalten kurzfristig Erleichterung ihrer Beschwerden erfahren, führen diese Krankheitsverhaltensweisen zu einer Verstärkung der jeweiligen Symptomatik.

- Somatoforme Störungen legen daher eine psychologische Behandlung der Betroffenen nahe. Entsprechend setzen diese bei der Wahrnehmung und Bewertung von Körperprozessen an sowie bei Verhaltensweisen, die damit in Verbindung stehen (Maurus 2008).

1.3 Bedeutung von Biorhythmen

Biologische Signale sind Effektoren in einem komplexen Netzwerk mit den Schaltstationen zentrales Nervensystem (ZNS), vegetatives Nervensystem, Endokrinium, periphere Drüsen einschließlich Verdauungstrakt, Fettgewebe und Immunsystem. Zirkadian (etwa 24 Stunden) und Zirkannuale (etwa 1 Jahr) Rhythmen sind mit der wechselnden täglichen Lichtdauer synchronisiert (Übersicht bei Haus 2007) (Abb. 2, 3).

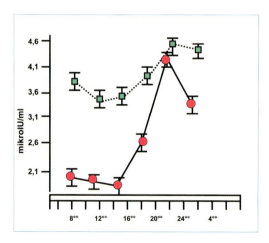

Abb. 2: Zirkadianrhythmus der Plasmakonzentration des Schilddrüsen-stimulierenden Hormons (TSH) bei gesunden Kindern (11 ± 1,5 Jahre alt) sowie älteren Männern und Frauen (77 ± 8 Jahre alt). Die Blutproben wurden über 24 Stunden im Abstand von jeweils 4 Stunden gewonnen. Die TSH Konzentration war bei den Älteren (gepunktete Linie) höher als bei den Kindern (durchgehende Linie). In der zirkadianen Spitze (ca. 23 Uhr) waren die Werte dagegen ähnlich (nach Haus 2007).

Alle Biorhythmen gleichen sich in einem unspezifischen Prinzip: Jede Periodik weist eine Aktivitäts- und eine Erholungsphase auf. Periodische Prozesse dienen der zeitlichen und räumlichen Organisation von Lebensvorgängen und erhöhen die Zuverlässigkeit der Informationsübertragung. Zeitlich und räumlich getrennte Abläufe der verschiedenen Organfunktionen werden durch Rhythmen aufeinander abgestimmt. Rhythmen tragen auf diese Weise zur raum-zeitlichen Organisation des Körpers bei. Rhythmen gestatten auch die exakte Voraussage sich wiederholender Ereignisse. Dadurch ist es dem Organismus möglich, sich rechtzeitig auf Bevorstehendes einzustellen (Heine 2007a). Rhythmen sind ordnungsstiftend; daher hängt die Leistungsfähigkeit eines Organismus wesentlich von

1. Befindensstörung

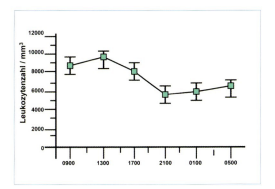

Abb. 3: Zirkadianrhythmus der Leukozyten im Blut von Mäusen. Deutlich ist ein nächtlicher Leukozytenabfall erkennbar (nach Ohdo S et al 1998)

der Synchronisation seiner Biorhythmen ab. Bedeutsam ist die Zweiteilung der Periodendauer rhythmischer Funktionen beim Menschen. Im langwelligen Bereich finden sich die Tages-, Wochen- und Jahresrhythmen; kurzwellige Bereiche liegen auf molekularer Ebene. Der Körper ist diesen Rhythmen nicht einfach unterworfen, er hat sie verinnerlicht und ist in der Lage, sie selbst hervorzubringen. Die endogenen Rhythmen (u. a. Körpertemperatur, Blutdruck, Organfunktionen) unterliegen einem Reifungsprozess, der etwa mit dem 7. Lebensjahr abgeschlossen ist. Es ist dies der Zeitpunkt der vollständigen Myelinisierung der Nervenbahnen. Findet dieser Prozess nicht ausreichend statt (z. B. Stress im Kindesalter, Proteinmangel in den Entwicklungsländern) kann sich auch das Ordnungsprinzip Zirkadianrhythmus nicht regelhaft etablieren. Folgen sind psychosomatische Auffälligkeiten wie Aufmerksamkeits-Defizit-Hyperaktivitäts-Störungen (ADHS) („Zappelphilipp"), Konzentrationsschwäche, Ängstlichkeit und Aggressivität begleitet von somatoformen Störungen.

Der bedeutendste aller ordnungsstiftenden Rhythmen für den Menschen ist der Tag-Nacht-Rhythmus (Zirkadianrhythmus). Diese innere Uhr bestimmt alle Organfunktionen. Der Zirkadianrhythmus kann sich bei längerem Aufenthalt in anderen Zeitzonen allmählich umstellen. Häufige kurzfristige Tag-Nacht-Wechsel können jedoch die Organfunktionen in Mitleidenschaft ziehen (u. a. „jet lag", Herz-Kreislauf-Störungen und Magen-Darm-Probleme) (Übersicht bei Heine 2007a). Tierexperimentell konnte an Ratten gezeigt werden, dass ein häufiger, jeweils 3 Tage anhaltender Licht-Dunkel-Wechsel den Zirkadianrhythmus erheblich stören kann u. a. mit einem Abbau der Blutleukozytenzahl mit Verminderung der Abwehrleistung (Li und Xu 1997). (Dies könnte die Infektanfälligkeit und andere somatoforme Störungen z. B. bei „jet lag" erklären). Unter diesen wechselnden Verhältnissen gingen auf Mäuse überimpfte Tumoren besser an als bei den Kontrollen. Melatoningaben konnten dagegen die Wirkungen des experimentellen photoperiodischen Wechsels nahezu aufheben (Li und Xu 1997).

Dem Zirkadianrhythmus liegt eine autoregulatorische Rückkopplungsschleife zum Hypothalamus als neuro-endokrines Steuerzentrum und zum rhythmischen Taktgeber, dem Nucleus suprachiasmatis zugrunde (Abb. 1). Von hier aus bestehen nicht nur Verbindungen zur Netzhaut (Retina) des Auges (retino-hypothalames Bündel), sondern auch zur rhythmischen Aktivität der **Uhrproteine** (Opsine, „clock proteins") wie sie sich in allen Zellen finden (Barnes 2003, Foster und Kreitzmann 2004, Heine 2007a). Uhrproteine treten in einer tag- und nachtaktiven Form auf und stellen gleichzeitig Transkriptionsfaktoren dar, die die Gene in der Helligkeits- bzw. Dunkelheitsphase anschalten oder abschalten. Beispiele sind das für den Start der morgendlichen Aktivitätsphase notwendige Cortisol mit einem Wirkmaximum morgens um ca. 7°° Uhr (Lemmer 1984) oder die nächtliche Hemmung des Immunsystems (Heine 1990). Die nächtliche Bildung von Melatonin in der Zirbeldrüse (Epiphyse) ist von besonderer Bedeutung, da es in alle Funktionen endokriner Drüsen eingreift. Melatonin stimmt externe Stimuli wie Temperatur, Licht, Elektromagnetismus, Immunreaktionen und klimatische Verhältnisse mit internen Bedingungen ab (u. a. Schlaf-Wach-Rhythmus, psychogene Reize, Keimdrüsenentwicklung und –funktion, Antioxidation, Alterungsprozesse) (Fontenot und Levine 1995). Die Epiphyse hat nicht nur Verbindungen zum optischen, sondern auch zum limbischen System (Vollrath 1981) und greift damit in unsere affektive Tönung ein. Zu wenig Licht führt zu vermehrter Melatoninsekretion und damit u. a. zur Drosselung von Serotonin mit entsprechender depressiver Stimmungslage, Lethargie, Konzentrationsschwäche, anfallsartigen Phasen von Esssucht und Übergewicht. In den lichtschwachen Wintermonaten treten diese Befindensstörungen vermehrt auf (Photoperiodismus). Sie sind jedoch, wie sich in den skandinavischen Ländern zeigte, einer Lichttherapie zugänglich (Übersicht bei Heine 2007a).

Einem Photoperiodismus unterliegt auch das Immunsystem. Während der Nachtphase ist die Aktivität des Immunsystems eingeschränkt und wird erst morgens ab 8°° Uhr mit Zunahme des Plasmaspiegels von Cortisol und Adrenalin wieder voll aktiv (Heine 1990, Ohdo et al. 1998) (Abb. 3). Eine jahreszeitliche Photoperiodik zeigen z. B. die entzündungsfördernden Mastzellen (basophile Granulozyten) und neutrophile Granulozyten. In unseren Breiten treten diese Abwehrzellen vermehrt im Blut zwischen April und August auf, mit einem Maximum im Juli und einem Minimum im Winter (Heine 1997). Mastzellen/Basophile und ihre Inhaltsstoffe (u. a. Histamin, Prostaglandine, Leukotriene) sind von zentraler Bedeutung für die Entwicklung von Allergien. Da auch Pflanzen in ihrer Blütezeit dem jahreszeitlichen Photoperiodismus folgen, wird verständlich, dass Pollenallergien dem gleichen Rhythmus folgen (Chavance et al. 1988). Der Abfall der

1. Befindensstörung

Neutrophilenzahl während der lichtschwachen Jahreszeit begünstigt die Infektanfälligkeit in diesem Zeitraum (Heine 1997, Berger 2008). Die durch den Photoperiodismus ausgelösten Befindensstörungen, allergische Erkrankungen und grippale Infekte stellen einen enormen volkswirtschaftlichen Faktor dar.

- Rhythmen sind prinzipiell ordnungsstiftend; daher hängt die Leistungsfähigkeit jedes Einzelnen u. a. wesentlich von der Synchronisation seiner Biorhythmen ab. Gestörte Rhythmen können durch Ordnungstherapien günstig beeinflusst werden.

1.4 Grundregulation und Befindensstörungen

Befindensstörungen haben einen außerordentlich komplexen Hintergrund, der sich durch den „heterochronen Kreis", d. h. der funktionellen Abstimmung der Organe untereinander verstehen lässt („Interorgankommunikation", Hennen et al. 2008). Die einzelnen Organe sind dabei durch ein Netzwerk aus neuronalen, humoralen, immunologischen, fibroblastär-syncytialen und hämatologischen Wechselwirkungen untereinander verbunden. Der stetige Informationsaustausch zwischen den Organen des menschlichen Körpers, vorrangig durch neuronale Verbindungen, bedingt die Homöostase (besser **Homöodynamik**) des Organismus und dessen Adaptation an die verschiedenen Erfordernisse des täglichen Lebens (Aktivierung, Ruhe, Stress) (Hennen et al. 2008).

Die Homöodynamik verlangt ein integrales Element, das alle organischen mit geistig psychischen Wechselwirkungen verbindet: Dies ist das System der Grundregulation (Übersicht bei Heine 2007). Dessen zentraler Informationsverteiler ist der mit Grundsubstanz (extrazelluläre Matrix [ECM]) gefüllte Extrazellulärraum (Abb. 4, 5, 6). Die siebartige ECM besteht im Wesentlichen aus hochpolymeren Zuckern (Hexosamine), die zumeist an ein Proteinrückgrat gebunden sind (Proteoglykane), die ihrerseits an das proteinfreie Glykosaminoglykan (GAG; Hyaluronsäure) gebunden sind (Abb. 4). Die PG/GAGs werden durch proteinreiche Glykoproteine (z. B. Fibronektin und Thrombospondin) vernetzt, die u. a. wichtige Aufgaben in der Abwehr und Gerinnung haben. Dazu kommen die Strukturglykoproteine Kollagen und Elastin, die wesentlich die organtypische Gewebsspannung bedingen. Da die ECM mit dem Zuckeroberflächenfilm der Zellen (Glykokalyx, u. a. Gesamtheit der Zellrezeptoren) verbunden ist, beeinflusst die Gewebsspannung alle Zellreaktionen (Übersicht bei Heine 2007a) (Abb. 6). Kollagen und Elastin treten im Gewebe des Zentralnervensystems nicht auf, stattdessen das von den Astrozyten, den „Bin-

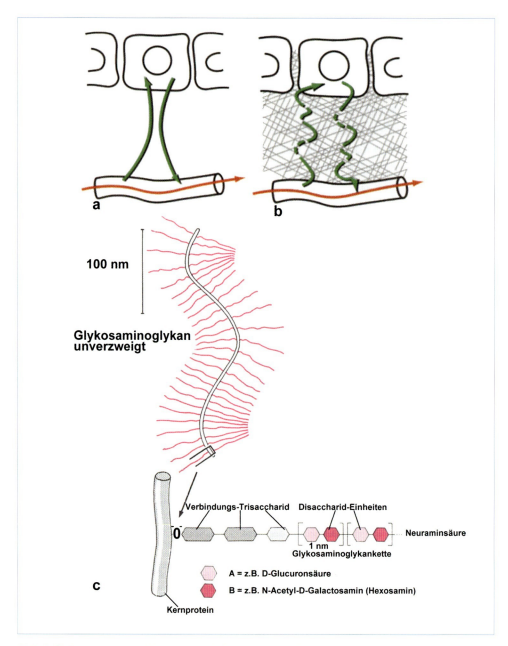

Abb. 4: Zellversorgung. a Konventionelle Darstellung. b Polysaccharidnetz der ECM. Jeder Zelle ist die ECM als Molekularsieb vorgeschaltet. c Schema eines Proteoglykans (nach Mörike et al. 1989, verändert).

1. Befindensstörung

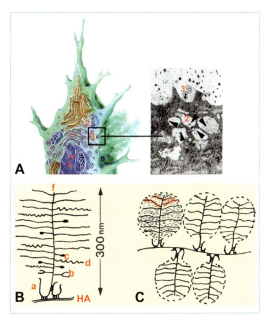

Abb. 5: Struktur und Synthese der PG/GAGs. A Räumliches Schema des Anschnittes eines PG/GAG-synthetisierenden Fibroblasten. 1 Golgi-Apparat, 2 Golgi-Vesikel mit PG/GAGs, 3 Freisetzung der PG/GAGs in die ECM. Ultrastrukturelle Darstellung des Anschnittes (40 000 fache Vergr.). In den Golgi-Vesikeln (2) ist ein Netzwerk aus PG/GAGs (Pfeilköpfe) zu erkennen. Die Vesikel öffnen sich an der Zelloberfläche und setzen ihren Inhalt in den Extrazellulärraum frei, wo sie sich zu größeren Aggregaten (3, eingekreist) verbinden. B Schema eines PGs, das über Verbindungsproteine (a) an Hyaluronsäure bindet (HA); b-e GAG-Seitenketten am Proteinrückgrat eines PGs (Chondroitinsulfat-Protein); b Dermatansulfat, c Keratansulfat, d Heparansulfat, e Chondroitinsulfat; f Proteinrückgrat. C Schema der flüssigkristallinen Wasserbindung (feingestrichelt) zwischen den GAG Seitenketten der PGs. Feine rote Punkte entlang der GAG Seitenketten repräsentieren Kieselsäure. Die Wasserdomänen der PGs sind jeweils durch eine einhüllende unterbrochene Linie dargestellt.

degewebszellen" (Gliazellen) des Nervensystems, gebildete **Appican** (Abb. 17). Diesem kommt eine besondere Bedeutung in der Entwicklung der Alzheimer Demenz zu (s. S.121).

In der Peripherie sind es die Abkömmlinge der frühembryonal angelegten Mesenchymzellen, die die ECM bilden: Fibroblasten, glatte Muskelzellen, Osteoblasten, Osteoklasten, Chondroblasten und Chondroklasten. Die die Umhüllung (Myelin) peripherer Nerven bildenden Schwannzellen können ebenfalls in geringem Umfang Grundsubstanz bilden (z. B. Kollagen Typ V), wodurch der nervöse funktionelle Zusammenhang mit der ECM gewährleistet wird (Übersicht bei Heine 2007a).

Keine Zelle wird direkt von Nervenfasern, Blut- oder Lymphgefäßen versorgt, immer ist das Molekularsieb der ECM in irgendeiner Form zwischengeschaltet (Abb. 6). Die Beschaffenheit der ECM bestimmt die funktionellen bzw. pathofunktionellen Möglichkeiten einer Zelle oder Zellverbandes. Da die ECM Wasserbindungs- und Ionenaustauscherfähigkeit hat, ist sie Garant für Isoionie, Isoosmie und Isotonie im Körper. In der ECM werden viele stoffwechselaktive Faktoren gespeichert: Neben Hormonen (z. B. Gewebshormone wie die entzündungsfördernden Prostaglandine und Leukotriene) inak-

Befindensstörungen – Chronische Krankheiten – Altern

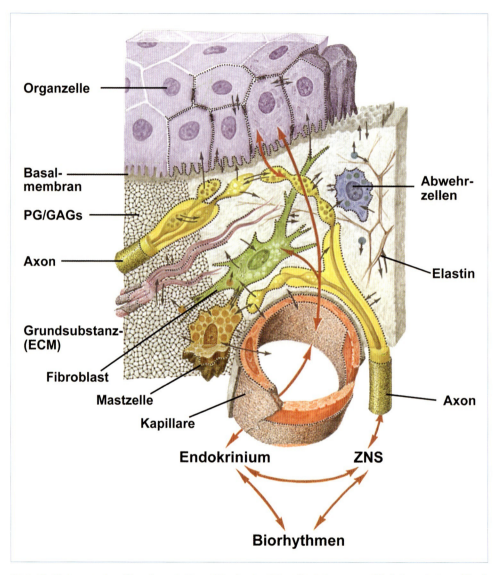

Abb. 6: Schema der Grundregulation. Wechselseitige Beziehungen (Pfeile) zwischen Endstrombahn (Kapillaren, Lymphgefäße), ECM (Grundsubstanz, PG/GAGs Proteoglykane/ Glykosaminoglykane), terminalen vegetativen Axonen, Bindegewebszellen (Mastzellen, Abwehrzellen, Fibroblasten usw.) und Organparenchymzellen. Epitheliale und endotheliale Zellverbände sind von einer zur ECM vermittelnden Basalmembran unterlagert. Jede Zelloberfläche trägt einen Zuckeroberflächenfilm (Glykokalyx; gepunktete Linien), der zur ECM vermittelt. Die ECM ist über die Endstrombahn an das Endokrinium, über die Axone an das ZNS angeschlossen. Der Fibroblast ist das stoffwechselaktive Zentrum in der Peripherie (nach Heine 1979).

1. Befindensstörung

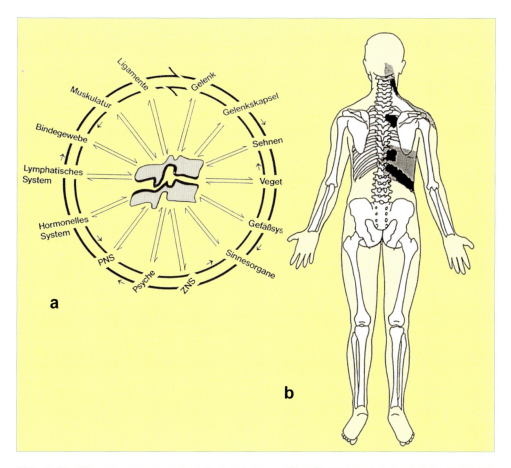

Abb. 7: Das Bewegungssegment nach Junghanns. a Das Segment wird durch jede Regelstörung beeinflusst, wie auch seine eigene Dysfunktion alle Regulationsvorgänge negativ beeinflussen kann. b Projektionssymptome von Leber und Gallenblase in die Haut des Rückens (aus Bergsmann und Bergsmann 1998).

tive Vorstufen proteolytischer und antiproteolytischer Enzyme (z. B. Plasminogen und Antiplasmine), die u. a. durch Radikalionen aktiviert werden können sowie die große Familie der Zytokine (u. a. Gewebewachstumsfaktoren, chemotaktische- und entzündungsfördernde- sowie hemmende Faktoren) (Übersicht bei Heine 2007a). Zytokine können von allen Zellen gebildet werden. In die ECM abgegeben erfahren sie einen „Reifungsprozess" in Form einer strukturellen Umlagerung („Quartärstruktur"). Sie können dann direkt auf die sie produzierenden Zellen zurückwirken (autokrine Wirkung) und so ihre eigene Bereitstellung je nach Bedarf, d. h. entsprechend der Verhältnisse in der ECM kontrollieren. Zytokine haben auch parakrine Wirkungen auf die umliegenden Zellen und, falls sie in die Blutbahn abgegeben werden (z. B. Interleukine), auch autokrine Funktionen. Vermittelnd in das Zytokinnetzwerk greifen die entzündungsfördernden Prostaglandine und Leukotriene ein (Übersicht bei Heine 2007a).

In der ECM enden die Ausläufer des vegetativen Nervensystems blind (Abb. 6). Es lassen sich sympathische (Neurotransmitter ist Adrenalin), parasympathische (Neurotransmitter ist Azetylcholin) und peptiderge Fasern (sie setzen Peptidhormone frei, z. B. die Schmerzsubstanz P) unterscheiden. Dazu kommen aus allen Organen, insbesondere der Haut, schmerzleitende (nozizeptive) somatosensible Axone. Alle genannten Fasern laufen in 31 Spinalnervenpaaren zusammen, bevor sie in das Rückenmark eintreten. Dort beginnt die Informationsübertragung und -verarbeitung, die über Neuronenketten schließlich in das Gehirn gelangt, dort verarbeitet und als Antwort wieder zu den Spinalnerven zurückgeschickt wird, oder auch über Rückenmarksreflexe direkt wieder in die Peripherie gelangt.

Embryonal werden die Spinalnervenpaare segmental angelegt, d. h. sie versorgen jeweils einen streifenartigen Hautabschnitt (Dermatom) mit einem zugehörigen Muskel- und Organteil (sog. „Headsche Zonen") (Übersicht bei Heine 2007a).

Während der intrauterinen Entwicklung (frühen Fetalzeit) kommt es zu einer teilweisen Geflechtbildung der ventralen Spinalnervenäste (ca. 40. Entwicklungstag nach der Eibefruchtung). Dadurch vermischen sich insbesondere im Bereich der Extremitäten die Segmentalanlagen. Dennoch lässt sich die ursprüngliche segmentale Anordnung der Spinalnerven bei Erkrankungen der Muskulatur und von Organen als schmerzhafte Projektionen in bestimmten Hautarealen (Headsche Zonen) noch nachweisen (Abb. 7). Die Verschaltung der Spinalnerven im Rückenmark sowie ihr Anschluss an sensible zum Gehirn aufsteigende und von dort zu den Spinalnerven absteigende motorische Bahnen ermöglichen unsere gezielte und abgestimmten Reaktionsvielfalt (Abb. 1). Die ECM und deren Regelung stellt dabei das Interface für Psyche und Soma dar. Die Grundregulation bildet daher die funktionelle Basis, warum jede Art psychischer Reaktionen sich rasch somatoform bemerkbar machen kann und umgekehrt.

- Befindensstörungen stellen ein rückkoppelndes psycho-somatisches und somato-psychisches „Warnsignal" dar, das die Grenze normaler Regelfähigkeit signalisiert. Letztlich ist aber noch eine Rückkehr zur Norm möglich. Die Gefahr einer Aufschaukelung

1. Befindensstörung

(„positive Rückkopplung") zu einem akuten oder chronischen krankhaften Prozess ist jedoch bereits gegeben.

Die Belastung der Grundregulation mit resultierender somatoformer und psychischer Symptomatik wie Muskel- und Gelenkschmerzen, Kopfschmerzen, depressive Verstimmung und Müdigkeit erinnern zunächst an grippale Infekte wie sie u. a. durch bestimmte proinflammatorische Zytokine wie den Tumornekrosefaktor-alpha (TNF-α), Interleukin (IL) –1 und –6 ausgelöst werden. Diese werden in der Peripherie von Leukozyten und im ZNS von Astrozyten, angeregt durch Neurotransmitter, gebildet, können aber auch aktiv in das ZNS transportiert werden (Weihe et al. 1996, Maes et al. 1993, Müller 1997). Die genannten Zytokine sind bei Befindensstörungen lediglich subklinisch im Plasma erhöht, wogegen das „führende" entzündungshemmende Zytokin (TGF-β Transforming Growth Factor-beta) erniedrigt ist (Weihe et al. 1996). In diesen Beziehungen liegt ein wichtiger psycho-neuro-immunologischer Knotenpunkt vor zwischen Befinden, Immunologie und psychischen Erkrankungen (Maes et al. 1993, Csef 1999, Weihe et al. 1996, Heine 2001).

Es kann daher von einer **Psychobiologie** bei Befindensstörungen gesprochen werden. Denn eine depressogene Umwelt kann zu Inbalancen neurophysiologischer Regulationen führen. Offenbar gibt es dafür eine biologische Diathese, d. h. eine individuelle Veranlagung zur Reaktion auf exo- und endogene Pathomechanismen in der sozialen Umgebung (DeLuca 2005, Blazer 2005).

1.5 Stressgeschehen: Bedeutung des PNIEE-Komplexes

Herausforderung, Kontrolle und positive Motivation stellen die Weichen unser psychischen und leiblichen Widerstandskraft dar, um ein Leben positiv gestalten zu können. Dabei werden Feedbackschleifen zwischen Psyche, Nerven- und Immunsystem sowie Endokrinium und Darm (Enteron) (zusammengefasst als PNIEE-Komplex; Heine 2008) durchlaufen (Abb. 8). Führend ist dabei die Hypothalamus-Hypophysen-Nebennieren Schiene („Stressschiene") mit erhöhter Glukokortikoid- und Noradrenalin-Adrenalin-Freisetzung in die Blutbahn. Dadurch entsteht eine proinflammatorische Situation.

Der PNIEE-Komplex führt bei bio-psycho-sozialem Stress wie individuellen Belastungen (z. B. Beruf, Familie, gesellschaftliche Stellung, Umwelt und Ernährung) somatischen (z. B. körperliche Behinderung) und spirituellen Problematiken (z. B. Mitgliedschaft in sek-

Befindensstörungen – Chronische Krankheiten – Altern

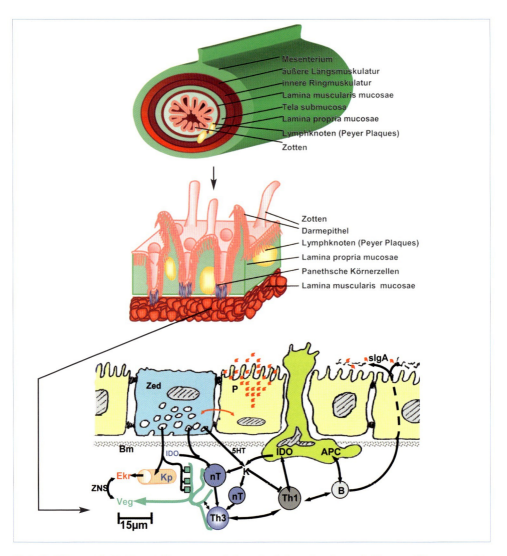

Abb. 8: Schematische Darstellung von aufeinander folgenden Ausschnittsvergrößerungen der Dünndarmschleimhaut (a, b, c).Beziehungen (Pfeile) im psychoneuroimmunen, enteroendokrinen Komplex (PNIEE, umrahmter Ausschnitt; Etwa 1000 fache Vergrößerung). APC antigenpräsentierende Zelle (dendritische Zelle), B B-Lymphozyt, Bm Basalmembran, E Epithelzelle, Zed enteroendokrine Zelle, Ekr Hormone aus endokrinen Drüsen, IDO Indolamino-2, 3-D-Oxygenase, 5HT Serotonin, IEL intraepithelial wandernder Lymphozyt, K Kynurenin, Kp Kapillare, P Paneth-Zelle (rot Defensine), sIgA lösliches Immunglobulin A, nT Vorläufer T-Lymphozyt, Th T Helfer Lymphozyten (Th1 entzündungsfördernder-, Th3 entzündungshemmender Lymphozyt), Veg vegetative Nervenfasern (die drei Quadrate stellen 5 HT-Rezeptoren dar), ZNS Zentralnervensystem.

1. Befindensstörung

tiererischen Gruppierungen) zu unspezifischen Reaktionen des Körpers. Somatoform drückt sich dies vor allem in Störungen der Magen-Darmfunktion und des Herz-Kreislaufsystems aus. Als Komorbiditäten treten Angststörungen, depressive Verstimmungen aber auch Zwangsstörungen auf (nicht selten assoziiert mit Essstörungen wie Anorexia nervosa und Bulimie) (Barsky und Barus 1999, Berg 2005)).

Besondere Bedeutung haben im PNIEE-Komplex die Serotin (5-Hydroxytryptamin, 5HT)-bildenden enterochromaffinen (endokrinen) Zellen (Zed) (Abb. 8). Serotonin wird aus der in der Nahrung enthaltenen Aminosäure Tryptophan gebildet und greift in eine Vielzahl von Regelkreisen der Darmschleimhaut ein, wie Darmperistaltik und – durchblutung sowie in deren immunologische Toleranz. Diese muss zwischen entzündungsfördernden Th1-Lymphozyten und entzündungshemmenden u. a. Th3-Lymphozyten sowie den antigenpräsentierenden Zellen (APCs, u. a. Makrophagen und intraepitheliale M-Zellen) balanciert werden. Dieses Gleichgewicht ist auch für den Erhalt des antigenen Schutzfilms aus löslichem Immunglobulin A (sIgA) auf dem Darmepithel von entscheidender Bedeutung. sIgA wird von B-Lymphozyten in Rückkopplung zu T-Lymphozyten und APCs gebildet ((Abb. 8).

Serotonin (5HT) Rezeptoren auf den vegetativen Nervenfasern der Darmwand vermitteln deren jeweiligen Zustand an das ZNS; in die Blutbahn gelangendes 5HT informiert das Endokrinium (Abb. 8). Überschüssiges nicht an 5HT-Rezeptoren gebundenes Serotonin wird in der ECM durch die dort ubiquitär auftretende Monoaminoxidase IDO (Indolamino-2, 3-D-Oxygenase) zu Kynureninen (Kyns) abgebaut. Kyns spielen eine wichtige Rolle in der Überwachung der Th1 Zellen und haben fördernde Wirkung auf noch frische, immunologisch unerfahrene (naive Lymphozyten (nT bzw. ThO Zellen), die sich in Th3 Zellen umwandeln können (immunologische Beistandsreaktion S.66) (Heine 2008) (Abb. 8). Wichtig ist, dass das im Gehirn aus Tryptophan gebildete Serotonin (Serotonin aus enteroendokrinen Zellen kann die Blut-Hirn-Schranke nicht passieren) Beziehungen zur Depression und der Osteoporose hat (s. S. 87).

1.5.1 Der Stress-Reaktions-Prozess (SRP)

Bei Konfrontation mit einem Stressor erfolgt zunächst eine subjektive **Erstbewertung**, in der das Ereignis in der Auswirkung auf die eigene Person hin eingeschätzt wird, darauf folgt eine Zweitbewertung als Einschätzung der individuellen Bewertungsmöglichkeiten mit einer abschließenden Neubewertung der Situation. Darauf folgt der Bewältigungsprozess (Coping) (Huether et al. 1997). Dieser läuft folgendermaßen ab: Zunächst ist der SRP durch die ständige Wechselwirkung und Rückkopplung zwischen der stresshaften Belastung und ihrer emotionalen sowie mehrphasigen kognitiven Bewertung gekennzeichnet. Dies ist für die Stabilität und Integrität des Individuums von entscheidender Bedeutung (Neuroplastizität). Gelingt es dabei einem Individuum den SRP aus eigener Kraft zu beenden, liegt ein **kontrollierbarer SRP (kSRP)** vor, andernfalls ein **unkontrollierbarer SRP (uSRP)** (Huether et al. 1997).

Während es beim kSRP durch Adaptation an das Geschehen zur Selbstverfügbarkeit der Situation durch Effizienz der Spiegelneurone und der eigenen Reaktivität kommt, kann beim uSRP das betroffene Individuum den Vorgang nicht aus eigener Kraft bewältigen. Beiden Vorgängen liegt ein neuroanatomisches Substrat zugrunde: Bei jungen Versuchstieren konnten bei kSRP vermehrt neuronale Verschaltungen mit erhöhter Synapsendichte aufgrund sich vergrößernder Dendritenbäume neokortikaler Pyramidenzellen sowie eine Zunahme von Gliazellen beobachtet werden. Im Erwachsenenalter zeichnen sich diese Tiere durch geringe Ängstlichkeit in fremder Umgebung und verminderte Glukokortikoidsekretion aus. Auf den Menschen übertragen ist dies für eine fortschreitende Adaptation eines Individuums an veränderte Lebensbedingungen von wesentlicher Bedeutung. Bei uSRP zeigen tierexperimentelle neuroanatomische Befunde, dass aufgrund des anhaltenden hohen Glukokortikoidspiegels degenerative neuronale Verschaltungen auftreten (Muck et al. 1984, Huether et al. 1997). Dadurch tritt angesichts neuartiger Herausforderungen eine Labilisierung, z. T. auch eine Auflösung unbrauchbarer Verhaltensmuster ein (Huether et al. 1997). Ein derartiger Destabilisierungsprozess schließt die Gefahr der Dekompensation des betroffenen Individuums ein, wie dies durch stressinduzierte Erkrankungen (u. a. Psychosen, Herzinfarkt, koronare Herzkrankheit, Magen-Darm Geschwüre) hinlänglich bekannt ist. Auffällig ist dabei der Zusammenhang mit dem Immunsystem, das nur bei uSRP supprimiert ist. Das Verlöschen unbrauchbarer Verhaltensmuster bei uSRP hat aber auch einen Vorteil, da sich dann an deren Stelle neue und effektivere Neuronenmuster entwickeln können (Huether et al. 1997). Eine derartige Flexibilität im Umgang mit neuen, herausfordernden Situationen ist für die Sozialisierung und für Umbruchphasen (z. B. Pubertät, „midlife crisis") eines Individuums von großer Bedeutung (Heine 2001).

1. Befindensstörung

Tab. 3: Neurotransmitter im limbischen System

Glutamat	exzitatorisch
Gamma-Aminobuttersäure (GABA)	inhibitorisch
Serotonin	Körpertemperatur Blutdruck endokrine Aktivitäten Essverhalten Sexualverhalten Erbrechen Nozizeption Motorik
Dopamin	Zentrale Wirkung natürlicher, als belohend empfundener Reize Wirkung von Drogen wie Opiaten, Kokain und Alkohol
Katecholamine	systemisches Nervensystem extrapyramidale Motorik
Azetylcholin	Motorik vegetative Regulation Lernen Gedächtnis

- Ein Mensch, dem es im Laufe seines Lebens gelingt kSRP und uSRP in ein flexibles Verhaltensmuster zu bringen, wird belastende Lebenssituationen leichter bewältigen können. Er besitzt dadurch einen „protektiven Faktor", der ihn vor einer dauerhaften Aktivierung einer neuroendokrinen Stressreaktion schützt (Huether et al. 1997).

1.5.2 Das neurobiologische Stresskorrelat

Exogen wie endogen ausgelöste Stresssituationen werden durch neuronale Bahnen verarbeitet, die vom präfrontalen Kortex in das limbische System („Tor zur Psyche") projizieren (Abb. 1). Das limbische System kontrolliert u. a. das vegetative Nervensystem sowie viszerale Reaktionen und koordiniert sie mit Emotionen und Motivationen (Heine 2001, Weinberger 2001). Sinnesorgane haben lediglich indirekten Zugriff auf das limbische System. Die Faserbahnen, die die Bestandteile des limbischen Systems untereinander verbinden (Papez-Kreis), werden von cholinergen, noradrenergen, dopaminergen und serotoninergen Projektionsbahnen gebildet. Zusätzlich bestehen Faserbahnen zum Thalamus („Tor zum Bewusstsein") und Großhirnrinde (Abb. 1). Auch das neuroendokrine System des Hypothalamus hat enge Beziehungen zum limbischen System. Über den Nucleus paraventricularis des Hypothalamus werden Hypophyse und Nebenniere angeschlossen (Selye 1971). Neuronale, endokrine und Zytokinsignale laufen im Hypothalamus zusammen (Abb. 1). Dort bilden die Neurone des Nucleus paraventricularis den Kortikotropin-Releasing-Faktor (CRF), der die Freisetzung von Glukokortikoiden aus der Nebennierenrinde und von Adrenalin aus deren Mark veranlasst. CRF stellt somit das entscheidende Stressneuropeptid dar. Weitere Neurotransmitter im limbischen System sind in Tab. 3 aufgelistet.

Alle Zellen führen an ihrer Zelloberfläche und im Cytoplasma Glukokortikoidrezeptoren (GRs). Glukokortikoide und ihre GRs bilden die Spitze des entzündungshemmenden regulatorischen Netzwerks im Körper. Dabei stehen drei Mechanismen im Vordergrund:

- Für Stressverarbeitung sowie Lern- und Gedächtnisfunktionen ist im limbischen System vor allem der Hippocampus zuständig. In dessen fronto-basalem Bereich findet sich der die affektive Stimmung dominierende Mandelkern (Corpus amygdaloideum) (Abb. 1). Menschen mit gestörtem Mandelkern können z. B. keine Gefahrensignale identifizieren, sind affektiv enthemmt und damit unfähig zu einer geregelten Stressverarbeitung (Damasio 1995).

Im vorderen Stirnhirn (präfrontaler Kortex) sind die drei Fähigkeiten lokalisiert, die den SRP steuern: zielorientiertes Denken, Entscheidungsfindung,

Körperwahrnehmung und die über **Spiegelneurone** geförderte Empathie. Spiegelneurone ermöglichen ein Miterleben der Reaktivität einer oder mehrerer anderer Personen.

1. Befindensstörung

Ein Individuum kann nämlich in anderen Personen spontan und unwillkürlich emotionale Reaktionen („Erwartungskomponenten") auslösen. Gefühle, Stimmungen, Geräusche und Körperhaltungen führen zu Miterleben und Mitleiden (Empathie); vorausgesetzt, das Geschehen ist uns nicht fremd (Bauer 2005).

Derartige Resonanzphänomene sind seit langem bekannt. Spiegelneurone wurden in den motorischen Regionen der Gehirnrinde, der Frontalhirnrinde, der Inselrinde und im vorderen Abschnitt des Cingulums nachgewiesen (Übersichten bei Holden 2004, Bauer 2005, Nakahara und Miyashita 2005).

Spiegelneurone führen eine innere Simulation der erlebten oder zu erwartenden Situation durch, die stets willentlich abgebrochen werden kann. Um diese Neurone zu aktivieren genügen schon Beobachtungen oder Sprechen über eine Handlung. Spiegelneurone sind daher die Basis für das, was wir in kürzester Zeit (in Sekundenbruchteilen) intuitiv erfassen können (Bauer 2005).

Um Mitfühlen und Mitleiden entwickeln zu können, müssen Spiegelneurone früh trainiert werden. Dies beginnt bereits mit der Geburt im Kontakt zur Mutter und postnatal durch liebevolle Zuneigung seitens der Bezugspersonen. Kleinkinder lernen bereits im 1. Lebensjahr spontan zu imitieren. Daraus entwickelt sich die spätere Fähigkeit des sozialen Miterlebens, vorausgesetzt das neuronale Spiegelsystem von Kindern wird ausreichend „eingespiegelt".

Die Identität eines Menschen, seine Ich-Stabilität, etabliert sich daher im Verlauf seiner Entwicklung ganz wesentlich über erlebte Einspiegelungen. Unzureichende, fehlende oder fehlerhafte Objektbezüge führen letztlich zu fehlerhaften Einspiegelungen, die sich im Erwachsenenalter zu überdeckten und u. U. zu dekompensierten Formen von Hemmungen weiter entwickeln können.

- Die praktische Erfahrung zeigt, dass bei Frauen die Spiegelneurone eine höhere Aktivitätsbereitschaft haben. Dies wird mit der höheren Konzentration an Oxytocin in Zusammenhang gebracht (Holden 2004). Authistische Menschen haben dagegen keine funktionierende Spiegelneurone. Dadurch werden situationsgerechte Abwägungen und Vorentscheidungen stark gestört (Bauer 2005).

Vereinfacht lässt sich der Ablauf des Stressphänomens dann folgendermaßen darstellen: Am Beginn des Prozesses steht die Gefühlswahrnehmung neuartiger und/oder als bedrohlich eingestufter Ereignisse. Dabei entwickelt sich eine hohe Aktivität von Neuronen und Spiegelneuronen im präfrontalen Kortex. Sie projizieren in das limbische System, wo charakteristische Aktivitätsmuster entstehen, die die endokrinen und vegetativen Kerne im Hypothalamus und Gehirnstamm aktivieren und andererseits das periphere sympathische und adrenomedulläre (Nebennieren) System stimulieren. Die unterste Ebene des SRP stellt daher zunächst die Erhöhung des Katecholaminspiegels im Blut dar sowie das schnelle Durchspielen der gegebenen Situation über Spiegelneurone. Bei anhaltendem Stress kommt es zu Veränderung der Hirndurchblutung, Insulinresistenz, Schädigung des Gefäßendothels bis zu Einschränkung von Substraten für Gehirnstoffwechsel und Hormonsynthese. So entstehen die oben genannten Krankheitsbilder (Huether et al. 1997, Heine 2007a). Damit es durch die positiven Rückkopplungsprozesse nicht durch Aufschaukeln zum Zusammenbruch des Systems kommt, werden vermehrt gegenregulierende Glukokortikoide freigesetzt. Allerdings steigt dadurch die Gefahr von Immunsuppression und vermehrter Kollagenbildung in der ECM. Durch die gleichzeitig im Stressgeschehen vermehrt auftretenden Radikalionen wird eine **latente Gewebsazidose** provoziert.

Die Blut-Hirn-Schranke ist für Glukokortikoide durchgängig, dadurch können diese direkt die Funktion von Hirnnervenzellen beeinflussen. Auf diese Weise werden Verhaltensreaktionen gefördert, die sich für eine erfolgreiche Beendigung des Stress-Reaktions-Prozesses eignen (Huether et al. 1997). Allerdings lässt sich dadurch nur ein kurzzeitiger Stress kompensieren. Langfristig führt ein Überangebot an Glukokortikoiden zu Schädigungen und Degeneration noradrenerger Axone im ZNS und zum Untergang der Pyramidenzellen im Hippocampus, wodurch u. a. das Kurzzeitgedächtnis geschädigt wird (Muck et al. 1984).

Eine besondere Bedeutung kommt dabei dem Östrogen zu. Die meisten Neurone im basalen Vorderhirn sind cholinerg und tragen Östrogenrezeptoren. Allgemein sichert Östrogen das neuronale Überleben in jenen Gehirnregionen, die für kognitive Funktionen zuständig sind (basales Vorderhirn, Hippocampus) (Mayeux 2001). Im

Hippocampus reguliert Östrogen die Synapsenbildung und induziert die Aktivität zweier für die normale Erinnerungsfunktion wichtiger Schlüsselenzyme, nämlich Acetylcholintransferase und Acetylcholinesterase (Mayeux 2001). Eine ausgeprägte Degeneration des cholinergen Systems vom basalen Vorderhirn bis zum Kortex wird regelmäßig bei Alzheimer Demenz gefunden. Daraus könnte geschlossen werden, dass hohe Stressanflutung bei Frauen nach der Menopause die Gefahr der Entwicklung einer Alzheimer-Demenz erhöht, weil für die Funktion der cholinergen Axone in kognitiven Arealen zu wenig Acetylcholin zur Verfügung steht (Mayeux 2001). Allerdings hat der Einsatz von Östrogenpräparaten bei Alzheimer Demenz keine positiven Ergebnisse gebracht.

1.5.2 Zytokinnetzwerk im Stressgeschehen

Zytokine vermitteln über die ECM Informationen zwischen allen Zellen („Zytokinnetzwerk"). Für das Stressgeschehen ist es von Bedeutung, dass Zytokine im ZNS an sehr verschiedenen Regulationsmechanismen beteiligt sind (Übersicht bei Müller 1997):

- Initiierung von Immunprozessen bei entzündlichen Erkrankungen

- Regulation der Blut-Hirn-Schranke

- Regulierung der Hormone der HHN-Achse

- Differenzielle stimulatorische und hemmende Effekte auf die dopaminerge, serotoninerge, noradrenerge und cholinerge Neurotransmission im Stressgeschehen stimulieren Noradrenalin als Neurotransmitter im ZNS und dosisabhängig in Astrozyten die Produktion des proinflammatorischen IL-6 (Müller 1997). IL-6 selbst stimuliert wiederum die Synthese der proinflammatorischen Zytokine IL-1, IL-2 und TNFα. Dadurch wird der Anschluss an das oben erwähnte psycho-neuro-immunologische Geschehen gefunden.

1.5.3 Therapeutische Möglichkeiten

Bei Dauerbelastungen können sich durch Kortikoide und Katecholamine Schädigungen des Herz-Kreislauf-Systems, des Muskel- und Skelettsystems mit seinem Sehnen- und Bandapparat entwickeln, ebenso des Magen-Darmtraktes („Stress ulcus") sowie eine Schwächung des Immunsystems und Anstieg von Radikalionen resultieren. Allgemein entsteht dadurch eine katabole Stoffwechsellage mit erhöhtem Insulinspiegel (Selye 1971).

Dieser Stoffwechsellage muss anabol gegengesteuert werden (Schole und Lutz 1988). Dabei können Ernährung (Kohlenhydratrestriktion!), psychische und körperliche Übungen (u. a. autogenes Training zur Erhöhung der individuellen Kontrollmöglichkeiten, Traditionelle Chinesische Medizin, Ayurveda), u. U. kombiniert mit medikamentöser Therapie hilfreich sein. Aus biologisch-medizinischer Sicht sind auch phytotherapeutische Maßnahmen und Homöopathie sowie antihomotoxische Homöopathika (z. B. Cerebrum compositum) zur Stressbewältigung geeignet (Heine 2001).

1.6 Bedeutung von Ernährung und Darmflora für das Befinden

Unser Befinden ist wesentlich von der Darmfunktion abhängig. In der hippokratischen Medizin galt die Überzeugung, „der Tod sitze im Darm". Dies kommt nicht von ungefähr: Denn gastroenterologische Symptomatiken stellen Störungen des PNIEE-Komplexes dar. Der Darm bildet mit ca. 7 m Länge und einer resorptiven Oberfläche von etwa 300m² die größte Grenzfläche zwischen Organismus und Außenwelt dar; d. h. er ist in ständigem Kontakt mit Antigenen. Entsprechend ist hier das Abwehrsystem qualitativ und quantitativ am stärksten entwickelt. Da die Immunzellen stets in engem Kontakt zu den vegetativen Nerven und Nervenzellen der Darmwand stehen, ist auch das Nervensystem der Darmwand stark entwickelt. Nach vorsichtigen Schätzungen enthält die Darmwand mehr Nervenzellen als das Rückenmark. Dazu kommt, dass die einzelligen, in das Darmepithel eingebauten endokrinen Zellen die Hypophyse an Zellzahl und Diversität ihrer Produkte bei weitem übertreffen (Zilles und Rehkämper 1998). Außerdem stellt die Darmflora mit ihren ca. 10^{14} Keimen (mehr als alle bisher bekannten Sterne) eine Störquelle ersten Ranges dar. Das in der Darmschleimhaut lokalisierte Immunsystem (GALT, **G**ut **A**ssociated **L**ymphatic **T**issue) übertrifft bei weitem die Abwehrsysteme aller anderen Organe zusammen. Seine „Kurzschaltung" mit dem Darmepithel und den vegetativen Nervengeflechten der Darmwand ermöglicht schnelle Reaktionen auf spezifische und unspezifische antigene Informationen durch den PNIEE-Komplex (Heine 2008). Alle Befindensstörungen gehen mit mehr oder minder ausgeprägten Störungen der Darmwand einher, wodurch der Darm zum größten Störfeld im Körper werden kann. Die dabei generierten verschiedenen gastroenterologischen Symptome können sich in der Ausprägung ihrer vegetativen, funktionellen und psychischen Symptomatiken überlappen können (z. B. das chronische Reizdarmsyndrom mit dem Morbus Crohn und der Colitis ulcerosa sind stets mit depressiven Verstimmungen verbunden (Berg 2005). Diese Patienten bedeuten für den Therapeuten eine erhebliche, vor allem zeitliche Herausforderung, zumal die Symptomatiken schubweise auftreten können. Die schulmedizinischen Möglichkeiten sind begrenzt; prognostisch lassen sich keine sicheren Aussagen machen. Wesentlich für Ätiologie, Anamnese und Therapie gastroenterologischer Störungen sind Kenntnisse des PNIEE-Komplexes.

- Aus naturheilkundlicher Sicht müssen daher ordnungstherapeutische Maßnahmen wie Lebensführung, Stressbewältigung und Therapien zur Regulation der ECM in den Vordergrund gestellt werden (Heine 2005, 2008).

1.6.1 Multi-Target-Therapie von Befindensstörungen

Die Besonderheiten des Darmes als größtes vegetativ-nervöses, endokrines- und immunkompetentes Organ mit zentraler Bedeutung machen es möglich über die Darmschleimhaut in sämtliche vegetative Funktionen des Körpers steuernd eingreifen zu können („multi-target") (Heine 2008). Die Komplexität und Unspezifität von Befindensstörungen werden immer von unklaren, mehr oder weniger ausgeprägten Oberbauchbeschwerden begleitet.

Bei anhaltenden Befindensstörungen liegt immer eine proinflammatorischen Situation vor (Heine 2007a). Dies geht in der ECM mit einem erhöhten Verbrauch von Puffersubstanzen einher, wodurch die ECM angesäuert wird (Heine 2007c). Der Prozess hat Selbstverstärkungstendenzen. Messbar ist die Ansäuerung aus dem Blutplasma, aber auch aus dem Harn. Dabei ist zu beachten, dass die Ansäuerung des Harns an den Rhythmus der Mahlzeiten gebunden ist: Morgens ist der Harn stark sauer (pH 4), nach dem Frühstück wird er basisch, um vor dem Mittagessen wieder sauer zu werden, danach wieder basisch, das Gleiche wiederholt sich vor und nach dem Abendessen. Die Basenäquivalente (Natriumhydrogenkarbonat) werden im Antiport zur Salzsäureproduktion bei Nahrungsaufnahme durch die Belegzellen des Magenschleimhautepithels gebildet und in die Blutbahn abgegeben. Die Basenäquivalente lösen dann in der ECM gebundene saure Schlackenstoffe, die in der Leber entgiftet und dann über die Nieren ausgeschieden werden (Einzelheiten bei Sander 1985, Heine 2007c, Worlitschek 2008). Die saure ECM bei Befindensstörungen, chronischen Krankheiten und Tumoren zeigt kaum noch Säure-Basenfluten (Heine 2007c).

Befindensstörungen – Chronische Krankheiten – Altern

Eine saure ECM spiegelt sich auch in der Darmschleimhaut wieder in Form gestörter Immuntoleranz mit verringerter Bildung des antigenen Oberflächenfilms aus Immunglobulin A, antimikrobiellen Peptiden und Störung der Darmflora (Heine 2005). Es liegt auf der Hand, dass hier eine Monotherapie, z. B. mit einem steroidalen oder nichtsteroidalen Entzündungshemmer kaum etwas ausrichten kann. Dabei können jedoch starke unerwünschte Nebenwirkungen auftreten.

Als gut geprüftes Beispiel einer multi-target Therapie bei Befindensstörungen sei das Naturprodukt Matricell® genannt. Die Nebenwirkungsfreiheit wird gewährleistet durch geringe, sich jedoch ergänzende Wirkstoffkonzentrationen in den Bestandteilen des Präparates: Gelee Royal (Weiselfuttersaft der Ammenbienen zur Versorgung der Königin), Propolis (antimikrobielles Kittharz zur Auskleidung des Bienenstockes) und aufgeschlossener Blütenpollen, der von Blütenpflanzen durch Arbeiterbienen als Vorrat in den Stock eingetragen wird) (Rimpler und Bräuer 2004). Das in Honigwein angebotene Präparat enthält neben zahlreichen Wirksubstanzen als multi-target „Führungsgespann" **Niacin, Ferulasäure** und **Quercitin**. Deren Einzelwirkungen sind bekannt (s. u.). Die anderen Bestandteile des Präparates bilden Teilgrößen, die eine Stoffgemeinschaft bilden, in der zusammen mehr erreicht wird als es ein Einzelbestandteil alleine könnte (Heine 2005).

Es liegen zwei Praxisstudien vor, die zeigen, dass bei Befindensstörungen bereits vier Wochen nach täglicher Einnahme von Matricell® (1 bis 3 Ampullen) unter Beibehaltung von gewohnter Tätigkeit und Ernährung bei 65% von 30 untersuchten erheblich Befindensgestörten die Beschwerden deutlich zurückgegangen waren, wobei sich auch der Rhythmus des Säure-Basenfluten wieder einstellte (Fürbinger 1993, Worlitschek und Inderst 2006).

Niacin ist als Elektronendonator wesentlich am Ausgleich saurer Valenzen in der ECM beteiligt. Primär erfolgt die Elektronenzufuhr aus der Nahrung, d. h. je mehr basische Valenzen die Nahrung enthält, umso besser funktioniert die Grundregulation (Tab. 4). Die aus der Nahrung freigesetzten Elektronen leisten einen entscheidenden Beitrag vor allem zur Neutralisierung der ständig im Zellstoffwechsel gebildeten Radikalionen (vor allem elektrisch ungesättigte Sauerstoffradikale, die aus der das ATP liefernden Atmungskette der Mitochondrien stammen). Bereits Befindensstörungen, falsche Ernährung, Stress und alle Formen von Erkrankungen werden von Elektronenmangel (Mangel an Basenäquivalenten) begleitet, was hoher Radikalionenbildung („**oxidativer Stress**") Vorschub leistet (Heine 2007c). Zwar gibt es intra- wie extrazellulär enzymatische Radi-

1. Befindensstörung

Tab. 4: Einteilung der Lebensmittel in Säure- und Basenbildner (nach v. Koerber et al. 1994)

1	2	3	4
Fasten	Frischkost	Erweiterte Frischkost	Vegetabile Vollwertkost
0-200 kcal	600-1000 kcal	1200-2000 kcl	1800-2500 kcal
14-40 Tage	2-6 Wochen ohne tierische Eiweiße/Fett „Intensivdiätetik"	2-6 Monate	jahrelang oder lebenslang

kalenfänger, d. h. Elektronenspender wie Dismutasen, Peroxidasen, Katalasen, Vitamin C und E u. a. m., aber ihnen müssen nach erfolgter Reaktion zur Regeneration wieder Elektronen zugeführt werden („Redox-Reaktion").

Die erhebliche Minderung einer latenten Azidose durch das Bienenpräparat Matricell® bei Befindensstörungen zeigt, dass dessen Inhaltsstoffe in die Regulation der intra-extrazellulären Elektronenströme eingreifen können. Im Vordergrund steht der hohe Gehalt von Niacin im Gelee Royale des Präparates. Niacin (Sammelbegriff für Nikotinsäure und Nikotinsäureamid) ist Ausgangssubstanz für die Coenzyme NADH und NADPH. Sie sind die wichtigsten Elektronengeber und -aufnehmer bei den enzymatischen Reaktionen in der Zelle. Beide Coenzyme sind an mindestens 200 enzymatischen Reaktionen beteiligt (Dietl und Ohlenschläger 1994). Wenn auch der Körper über die Aminosäure Tryptophan NAD(P)H bilden kann, so steht das Niacin aus Gelee Royale über die Darmschleimhaut **sofort** zur Verfügung. (Der Niacingehalt von 100g Gelee Royale beträgt ca. 8,6 mg; (Heine 2005)). Häufig ist aufgrund bestimmter „moderner" Ernährungsweisen die wünschenswerte Zufuhr von täglich ca. 500 mg Tryptophan für einen Erwachsenen nicht gewährleistet (Übersicht bei Schmiedel et al. 1998).

Bei Befindensstörungen, Stress und chronischen Krankheiten ist aufgrund der begleitend mehr oder minder stark veränderten Darmflora die Resorption von Tryptophan gestört, da bestimmte Bakterienstämme (u. a. E. coli und Pseudomonas spec.) selbst Tryptophan verbrauchen, nicht dagegen Niacin (Heine 2005).

Gemeinsam mit Niacin greift die **Ferulasäure** (eng verwandt mit der Zimtsäure) aus Propolis und Pollen einzigartig in die sich gegenseitig regulierenden Beziehungen zwischen der Schleimhaut des Verdauungstraktes und dem sie bedeckenden mikrobiellen Biofilm ein (Heine 2005).

Die Fähigkeit des Menschen, die hochkomplexe Bakterienflora der Mundhöhle und die des Verdauungstraktes, immunologisch zu tolerieren, trotz der exquisiten Fähigkeit des Immunsystems zwischen Selbst und Nichtselbst zu unterscheiden, bildet ein immunologisches Paradoxon (Coyne et al. 2005). Es löst sich auf, da gezeigt werden konnte, dass für die gegenseitige Toleranz die Ähnlichkeit des Zuckeroberflächenfilms (Glykocalyx) zwischen Schleimhautepithelzellen und Bakterien verantwortlich ist („**molekulares Mimikrie**") (Beckhed et al. 2005, Coyne et al. 2005). Dort, wo dieses gegenseitige Erkennungsmerkmal gestört ist, kommt es zur bakteriellen Fehlbesiedelung der Darmschleimhaut mit entsprechenden entzündlichen Erscheinungen. Das molekulare Mimikrie zwischen Epithelzellen und Kommensalen beruht auf der Fähigkeit der die Darmflora bei weitem dominierenden symbiontischen Lactobacillen und Bakterioides, die aus der Glykocalyx der Darmepithelzellen endständig auftretende Fukose abspalten und in die eigene Zuckerkapsel einbauen zu können, wodurch sie an der Epithelzelloberfläche haften können. Dadurch werden diese Bakterien von den Mustererkennungsrezeptoren der Epithelzellen als adäquat erkannt und toleriert. Sie haben daher gegenüber anderen Bakterien einen deutlichen Wettbewerbsvorteil (Beckhed et al. 2005).

Die Fähigkeit zur Fukosylierung der Bakterienhülle fehlt den pathogenen Keimen (z. B. E. coli) sowie Pilzen, Viren und Hefen, die die Begleit- und Restflora im Darm bilden. Dabei scheint Fukose aus mikrodimensioniertem Pollen und Propolis eine durchaus unterstützende Wirkung in der Fukosilierung sowohl der Epithelzellglykocalyx wie auch der Kapseln der genannten symbiontischen Bakterien zu haben. Wichtig ist, dass entsprechend dem leicht sauren Darm pH-Wert im Dünndarm die Lactobacillen, im mehr neutralen bis basischen pH des Dickdarms Bakteroideskeime überwiegen. Beide zusammen machen mehr als 95 % der ca. 800 verschiedenen Bakterienarten in Mundhöhle und Intestinaltrakt aus (Übersicht bei Pennisi 2005). Wird die Darmschleimhaut aufgrund von Stress, d. h. erhöhtem Katecholaminspiegel und durch Entzündungsmediatoren (TNF-α, IL-6, Prostaglandine, Leukotriene u.s.w.) und/oder durch falsche Ernährung in ihrer Funktion dauerhaft gestört, entwickeln sich unklare Oberbauchbeschwerden, gastrointestinale Allergien und nicht infektiöse Entzündungen (u. a. Morbus Crohn, Colitis ulcerosa) bei gleichzeitiger Zunahme der potentiell pathogenen Begleit- und Restflora. Während infektiöse Darmerkrankungen in den westlichen Ländern unter Kontrolle sind, trifft dies

1. Befindensstörung

für die nichtinfektiösen nicht zu, sie nehmen im Gegenteil dramatisch zu (MacDonald et al. 2005). Die im Dickdarm dominierenden Bakteroides verwerten u. a. die aus der Nahrung stammenden Faserstoffe vor allem Polysaccharide und bauen sie zu Glukose ab. Sie helfen dadurch den Serumglukosegehalt und damit indirekt den Insulinspiegel zu regeln (Beckhed et al. 2005). Dies könnte auch auf Ferulasäure zutreffen, da sie ist eng mit der Zimtsäure verwandt ist. Tierexperimentell konnte für Zimtsäure (Tagesdosis bei Ratten 300 mg/kg) eine antidiabetische Wirkung nachgewiesen werden (Quin et al. 2004). Unterstützt werden diese Reaktionen durch die spasmolytische und entzündungshemmende Wirkung von Ferulasäure (Mathew und Abraham 2004).

- Die bakterizide, fungizide und viruszide Wirkung von Ferulasäure verschont fukosylierte Bakterienwände, d. h. sie trägt indirekt zur Vermehrung von Lactobacillen und Bacteroides bei und damit zur immunologischen Toleranz im gastrointestinalen Bereich (Heine 2005).

Bereits in der Mundhöhle bilden Bakterien Biofilme deren Zusammensetzung das „Ökosystem" Mundhöhle steuert. Dabei sind es keineswegs die Lactobacillen, die die für eine Kariesentwicklung pathologische Mengen an Milchsäure erzeugen. Denn sie binden an die im Speichel reichlich vorhandene Sialinsäure und werden verschluckt. Bei kurzer Verweildauer im Magen sind sie gegenüber der Magensalzsäure resistent (Übersicht bei Heine 2002). Vielmehr sind es u. a. die die Zähne überziehenden Filme von Streptococcus mutans, die sich bei chronischer Überzuckerung der Mundhöhle bilden und Karies auslösen, wie dies vor allem bei Kindern häufig vorkommt. Streptococcus mutans benötigt zum Wachstum Zucker und scheidet als Stoffwechselprodukt Milchsäure aus, die dann den Zahnschmelz und das Dentin angreift (Übersicht bei Pennisi 2005). Auf derartig pathologischen Bakterienfilmen können sich dann Pilze, insbesondere Candida ansiedeln (Übersicht bei Pennisi 2005).

- Schleimhaut- und Blutcandidosen werden jedoch erst bei Niacinmangel im umgebenden Milieu relevant. So werden z. B. 25 % aller Infektionen des Harntraktes durch Candida verursacht, wenn der Harn zu wenig Niacin enthält. Harnkatheter wie auch Verweilkatheter können daher ebenfalls bei Niacinmangel an ihrer Oberfläche Candida-Biofilme entwickeln. Besonders häufig sind Patienten auf Intensivstationen betroffen (Domergue et al. 2005). Es ist daher zu empfehlen, Matricell® auch zur Vorbeugung und adjuvant zur Therapie pathologischer Biofilme einzusetzen.

Von besonderer Bedeutung für den Dünndarm ist, dass die hier von Lactobacillen freigesetzte Milchsäure den Darminhalt ansäuert, wodurch viele Krankheitserreger (u. a. Candida) nicht überleben können. Die Ansäuerung reduziert auch die Ammoniakbildung durch eiweißabbauende Bakterien. Ammoniak bedingt Autointoxikationsreaktionen, wie sie z. B. bei Patienten mit Leberschädigung auftreten (hepatische Enzephalopathie). Auch der bei Alzheimer-Patienten hohe Ammoniakspiegel wird bei ausreichender von Ferulasäure begünstigter Lactobacillenbesiedelung nicht noch zusätzlich belastet (Übersichten bei Heine 2002). Laktat senkt den Serumcholesterinspiegel, vermindert Autoimmunreaktionen und das Krebsrisiko. Weiter werden durch Laktat allergische Symptomatiken speziell vom Typ 1 (Heuschnupfen, Bronchialasthma und Neurodermitis) gebessert (Übersicht bei Heine 2002).

Die von den Dünndarmepithelien trans- und interzellulär aufgenommenen Pollenbruchstücke aktivieren das Immunsystem der Darmschleimhaut (GALT, (Gut Associated Lymphatic Tissue), wobei die aus Th1- und Th2 Zellen normalerweise freigesetzten proinflammatorischen Zytokine (TNF-α, IL-1, IL-6, INF-γ) die Darmtätigkeit und Darmdurchblutung sowie die Rückkopplung zum Endokrinium verstärken (Badman 2005) (Abb. 8). Dabei wird auch die Synthese des für die Abwehrkraft der Oberfläche der Schleimhäute spezifischen löslichen Immunglobulin A (sIgA) durch subepidermale B-Lymphozyten des GALT angeregt (Heine 2002, 2005). Die intraepithelialen Makrophagen (M-Zellen) stellen dabei das Steuerzentrum für GALT und deren Zytokinnetzwerk dar (Abb. 7). M Zellen phagozytieren auch interepithelial eindringende Antigene, u. a. Pollenbruchstücke und reagieren darauf mit Freisetzung proinflammatorischer Zytokine (MacDonald 2005). Die erhöhte entzündungsfördernde Abwehrbereitschaft des GALT wird dabei durch immunsuppressive Zytokine (TGF-β, IL-4, IL-12) aus regulatorischen T Lymphozyten (Th3 Zellen) kontrolliert (MacDonald 2005).

Die Regulation der Darmimmunologie wird von **Quercetin**, einem Flavonoid, als drittem Zugpferd in der multi-target Wirkung von Matricell® unterstützt. Flavonoide haben antiinflammatorische, antithrombotische, immunstimmulierende und antikarzinogene Wirkungen (Hertog et al. 1993).Quercetin fördert damit auch die genannten Wirkungen von Niacin und Ferulasäure. In den Niederlanden wurde 1993 eine Flavonoidaufnahme von täglich 23 mg empfohlen (Hertog et al. 1993).

1.6.2 Bedeutung antimikrobieller Peptide (amPs) in der Immunregulation

amPs können von allen Zellen gebildet werden, insbesondere aber von Epithelzellen der Haut und der Schleimhäute (Übersicht bei Heine 2005). In der Darmschleimhaut sind es die Panethschen Körnerzellen im Epithel der Dünndarmkrypten, die angekoppelt an den PNIEE-Komplex zwischen spezifischen (T- und B-Lymphozyten) sowie unspezifischem Immunsystem vermitteln (Makrophagen, Granulozyten) (Heine 2009) (Abb. 8).

Von den Insekten bis einschließlich Säugetieren sind derzeit mehr als 500 amPs bekannt. Davon haben für den Menschen die größte Bedeutung die Defensine und Cathelicidine (beschränkt auf die Hautoberfläche; Peric et al. 2009). Sie verfügen über ein breites Aktivitätsspektrum gegen Bakterien, Pilze und Viren (z. B. Herpesviren) (Huttner 1999).

Beim Menschen werden derzeit 4 Defensinarten unterschieden. Bedeutsam ist, dass alle menschlichen Epithelzellen β-Defensine bilden können, wogegen α-Defensine von Leukozyten und den Panethzellen des Dünndarmepithels gebildet und jeweils granukär gespeichert werden. Defensine haben außerdem chemotaktische Funktionen, wodurch Makrophagen, Neutrophile und Lymphozyten zu Infektions- oder Verletzungsstellen geleitet werden (Zasloff 2002).

Defensine üben ihre mikrobiziden Eigenschaften dadurch aus, dass sie an die Oberfläche von fremd erkannten Mikroben binden und in deren Oberflächenstruktur proteolytisch Löcher bohren, wodurch diese zerstört werden (Hoffmann et al. 1999). amPs spielen daher eine wichtige Rolle in der antiinfektiösen Überwachung des Körpers. Vom Verdauungstrakt tolerierte Mikroben werden von amPs nicht angegriffen (Hoffmann et al. 1999).

amPs stellen ein wichtiges Bindeglied in der Kooperation der Rückkopplungskreise im PNIEE-Komplex dar (Abb. 8). Bei erhöhtem Spiegel an entzündungsfördernden Interleukinen, wie sie z. B. bei Zahnfleisch- und Darmentzündungen, Erkrankungen der Atemwege und bei Ekzemen auftreten, sind die amPs stark erniedrigt (Zasloff 2002). Ganz allgemein sind sie auch bei saurer ECM erniedrigt, wodurch Entstehung und Unterhalt von Befindensstörungen gefördert werden (Übersicht bei Heine 2005).

Befindensstörungen – Chronische Krankheiten – Altern

- Therapeutisch kann die Bildung von amPs durch Einnahme von Matricell® oder Propolisept Tropfen® gefördert werden. Propolisept® kann auch als Salbe zur äußeren Anwendung bei Ekzemen erfolgreich amPs regulieren (Übersicht bei Heine 2005).

1.6.3 Befindensstörungen und Energieregulation

Die weltweite Zunahme befindensgestörter Menschen stellt eine große medizinische und gesellschaftliche Herausforderung dar. Wesentliche Ursachen dafür sind Stress, Umweltverschmutzung und diätetische Fehler.

Um hier therapeutisch wirksam werden zu können, muss auf die Grundregulation, im weiteren Sinne auf die Energiebilanz der Zellen geachtet werden. Im Zentralnervensystem (ZNS) gibt es Bereiche, die eine permanente Überwachung des Energiestatus ermöglichen. Dafür sind peripher wie zentral Sensoren und Signalproteine notwendig, die den Istzustand der Energieversorgung erfassen und an übergeordnete Zentren weitergeben. Ein Schlüsselelement des gewichts- und appetitregulierenden Systems ist das zytokinverwandte Hormon Leptin. Es wird von Fettgewebe gebildet, in die Blutbahn abgegeben und erreicht u. a. das homonale Steuerzentrum im ZNS, den Hypothalamus (Abb. 9). Dort greift Leptin in die Steuerung von Appetit, Gewichtsregulation, Schlaf, Körpertemperatur, Fertilität und Sexualität ein. Bei vermehrtem Körperfett wird auch der Leptinspiegel erhöht

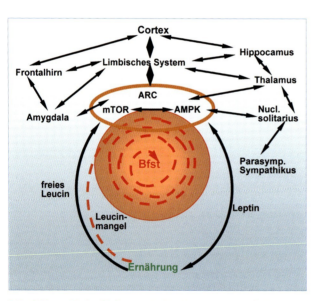

Abb. 9: Kontrolle des Befindens. Im Nucleus arcuatus (ARC) des Hypothalamus liegen die Neuronengebiete, deren Energiesensoren mTOR (mammalian Target of Rapamycin complex 1 kinase) und Adenosinmonophosphatkinase (AMPK) unter dem Einfluss von freiem Leucin und Leptin stehen. Ein Mangel an freiem Leucin führt zu Störungen dieser Beziehungen, wobei sich ein circulus vitiosus entwickeln kann, der von zunehmenden Befindensstörungen (Bfst) begleitet wird. Über den Nucleus solitarius im Gehirnstamm sind Parasympathikus und Sympathikus angeschlossen (Heine 2006).

1. Befindensstörung

und in einer negativen Rückkopplung die Nahrungsaufnahme vermindert. Umgekehrt sinkt der Leptinspiegel bei Abnahme des Körperfettes (Friedmann 2003). Beim „metabolischen Syndrom" (s. S. 95), das als Befindensstörung beginnt, überwiegt der Gegenspieler von Leptin, das Insulin mit Gewichtszunahme und einer Reihe weiterer hormoneller Störungen (Übersicht bei Heine 2007a).

Als zelluläre Energiesensoren stehen die Proteinkinase **mTOR** (**m**ammalian **T**arget **o**f **R**apamycin Complex 1 Kinase; durch das Antibiotikum Rapamycin hemmbar) und **AMPK** (**A**denosin**m**ono**p**hosphat aktivierte Protein**k**inase) in Rückkopplung zu Leptin (Cota et al. 2006). mTOR benötigt **freies Leucin**, um dann zusammen mit Leptin die Energiesteuerung zu regulieren (Cota et al. 2006). Dabei muss jedoch die periphere Wirkung von Leptin auf Leucin-mTOR von der im Hypothalamus unterschieden werden (Cota et al. 2006).

- In peripheren Zellen wird AMPK durch Leptin aktiviert und Leucin-mTOR gehemmt. Dadurch wird der anabole (aufbauende) Stoffwechsel angeregt. Dagegen unterdrückt gleichzeitig Leptin die AMPK-Aktivierung im Hypothalamus wobei Leucin-mTOR aktiviert wird mit Anregung des katabolen (verbrauchenden) Stoffwechsels im ZNS und verminderter Nahrungsaufnahme (Abb. 9).

Während daher Leucin-mTOR in der Peripherie anabol wirkt, ist es im Gehirn umgekehrt (Cota et al. 2006). Dies ist bezüglich des Gehirnstoffwechsels durchaus sinnvoll: Tagsüber haben die Neuronen des Gehirns eine vergleichsweise geordnete, den Lebensbedingungen angepasste Tätigkeit. Dies ist erkennbar an den charakteristischen Abfolgen der Gehirnströme (EEG; **E**lektroen**c**ephalo**g**ramm) Anabol bedeutet hier Gleichmäßigkeit und ist wesentlich für die Aktivierung **des sozialen Bewusstseins** (Lieberman und Eisenberger 2009).

Anders im Schlaf, der nicht nur Ausgleich zum Wachsein ist. Während der Tiefschlafphase (REM-Schlaf mit raschen Augenbewegungen [**r**apid **e**ye **m**ovement]) mit Perioden von 30 bis 60 Minuten bzw. von wenigen Minuten vor dem Aufwachen, enthalten die Traumphasen schnelle, unregelmäßige Aktivitäten der EEG Wellen (Jones 1994, Steriade und McCarley 1990). Schlaf ist daher eine aktive Leistung des Organismus, der nicht vergleichbar ist mit dem durch Schlafmittel induzierten. **Die im Schlaf schnellen Unregelmäßigkeiten im EEG können einem katabolen Geschehen analogisiert werden.**

Die Abfolge von Regelmäßigkeit in der Gehirnaktivität während der Wachphase und Unregelmäßigkeit in der Schlafphase ermöglichen überhaupt erst die raum-zeitliche Orientierung und Anpassungsfähigkeit eines Individuums. Bei allen andauernden Befindensstörungen wie auch Krankheiten sind diese Zusammenhänge gestört. Können diese Rückkopplungen nicht gehalten werden (z. B. durch unphysiologischen Stress), kann sich ein circulus vitiosus entwickeln, der sich zunächst durch Befindensstörungen bemerkbar macht. Außerdem muss berücksichtigt werden, dass freies Leucin gegenüber allen anderen Aminosäuren einen Vorteil in der Passage der Blut-Hirnschranke hat und somit leichter die Neurone der energieregulierenden Zentren im Hypothalamus erreicht (Cota et al. 2006). Freies Leucin hat hormonähnlichen Charakter, da es tierexperimentell (Ratten) in die Gehirnventrikel injiziert, zur Aktivierung von mTOR und Proopiomelanocortin (POMC) im Hypothalamus führt. POMC ist die Vorstufe des appetithemmenden (anorexigenen) und die Energieabgabe fördernden αMelanozyten-stimulierenden Hormons (αMSH) (Übersicht bei Heine 2007a).

Dem eiweißgebundenen Leucin kommt dagegen große klinische Bedeutung in der Nahrungssupplementierung zu, da Leucin zu den essentiellen Aminosäuren zählt, die vom Körper nicht selbst hergestellt werden können. Bedeutsam ist, dass für Matricell®/pro Ampulle (7,5ml) ca. 6 Mikrogramm freies Leucin angegeben werden, das dem Tagesbedarf entsprechen dürfte (Heine 2009).

1.7 Gesprächs- und Verhaltenstherapie

Die salutogenetische Beziehung zwischen Patient und Therapeut will das schulmedizinische pathogenetische Denken („was fehlt Ihnen denn?") nicht eigentlich ersetzen, sondern ergänzen. Krankheiten werden dabei als zwei Pole eines Kontinuums definiert: Nicht „was macht den Menschen krank?", sondern „was bringt ihn seiner Gesundheit näher?" ist das Ausgangsproblem. Es wird nicht nach Risikofaktoren, sondern nach Schutzfaktoren gesucht. Man erkennt, dass es so viele Gesundheiten wie Menschen gibt (Wilm 2006).

In dem Maße, in dem es immer deutlicher wird, dass die kurative Medizin trotz ihrer schnellen technischen Entwicklung und Spezialisierungen nicht in der Lage ist, Befindensstörungen und chronische Krankheiten zu senken, steigt das Interesse an alternativen Heilmethoden. Aber auch in der wissenschaftlichen Medizin bemüht man sich zunehmend, biologische, psychologische, soziale und ökologische Faktoren einzubeziehen (Wilm 2006). Das salutogenetische Konzept bio-psycho-sozialer Zusammenhänge kommt den Ratsuchenden vor allem auf der Gesprächsebene sehr entgegen. Dabei sollte, als praktischer Hinweis, ein kleiner orientierender Fragebogen vor dem Gespräch stehen, der nicht nach Vorerkrankungen und Beschwerden fragt, sondern nach Wohlfühlen und psychischen Ressourcen (Tab. 5). Damit rückt die Biografie des Patienten in den Mittelpunkt und aus der „Sprechstunde" wird eine „Zuhörstunde" (Wilm 2006). Dadurch können in der gegenseitigen Wahrnehmung und Gesprächsbereitschaft konkrete, motivierende Ziele zum Aufbau von Gesundheit entwickelt werden. Es verlangt jedoch vom Therapeuten, das eigene „Helfersyndrom", d. h. den Anspruch, Regie führen zu wollen, unter Kontrolle zu halten.

Ein Beispiel kann dies erläutern (Wilm 2006): Bei längerem Sitzen auf einem Stuhl verändert man häufig unwillkürlich seine Sitzposition. Die damit verbundenen Rezeptormeldungen aus Gelenken und Muskeln werden „gemerkt" und unbewusst einer Bedeutungsbewertung unterzogen. Werden sie als „unangenehm" interpretiert, reflektiert im Unterbewussten eine Forderung nach Änderung der Sitzposition, die in der bewussten Bedeutungsverwertung zu einer anderen Positionseinnahme führt, die als „bequem" empfunden wird (Wilm 2006). Genauso kann im unbewussten psychischen Erleben ein Problem „unbequem" werden und durch eine bewusst vollzogene psychische Verhaltensänderung „bequem" werden. Allerdings wird dies von vielen äußeren Faktoren u. a. Erziehung, Ausbildung, Elternhaus, Familie und Beruf beeinflusst, wobei die Unterdrückung beim Bewusstwerden des „Unbequemen", die Scheu vor u. U. gravierenden persönlichen Konsequenzen, die Hinwendung zum „Bequemen" verhindert. Um dies zu verbalisieren müssen Patient und Therapeut gegenseitiges Vertrauen entwickeln, da häufig zunächst für beide der geeignete Wortschatz nicht verfügbar ist und sich erst entwickeln muss („Situationskreis" , v. Uexküll 1963).

1.7.1 Gender Medizin

Kaum beachtet werden bisher Geschlechtsunterschiede bei Befindensstörungen („Gender Medizin") (Heines 2005).

- „Gender" bedeutet den Unterschied des biologischen Geschlechtes zur sozialen Geschlechtsidentität (Abb. 10).

Tab. 5: Beispiele für offene Fragen (nach Jork 2006)

- Wie schaffen Sie das eigentlich, trotz ihrer Belastungen/Erkrankungen noch weiterzumachen?
- Wann und wie oft fühlen Sie sich wohl?
- Wann in Ihrem Leben haben Sie sich am wohlsten gefühlt?
- Wann fühlen sie sich gesund?
- Woher bekommen sie Kraft?
- Wie war die letzte Woche? Was hat Spaß gemacht?
- Was sind Ihre Stärken?
- Wie viel Zeit haben Sie zum Gesundwerden?
- Wie hätten Sie sich gerne?
- Was ist Ihr Ziel im nächsten Monat und im Leben?
- Wer sind Ihre Vorbilder?
- Was ist wirklich gut in ihrem Leben?
- Woran glauben Sie?

Dabei lässt sich eine in der Komplementärmedizin lange bekannte sympathiko-adrenerge (Typ A) von einer anabol-parasympathischen Reaktionslage (Typ B) unterscheiden (Perger 1990). Dabei konnte Heines (2005) Typ A und Typ B einem sozialen Geschlecht („Gender") zuordnen. Mittels Atomabsorptionsspektrometrie konnte er aus der Elektrolytverteilung im Vollblut einen männlichen Typ A, der bei 90 % der Männer und 30 % der Frauen auftritt von einem weiblichen Typ B (70 % bei Frauen, 10 % bei Männern) differenzieren (1049 Probanden der internistischen naturheilkundlich-psychotherapeutisch ausgerichteten Arztpraxis von Heines 2005). Die Vollblut-Elektrolytbestimmung erfasst im Unterschied zum gängigen Verfahren nicht nur quantitativ die im Blutserum (also extrazellulär) auftretenden Elektrolyte, sondern auch die in den Zellen. Bestimmt wurden das überwiegend extrazellulär auftretende Natrium und Calcium und das überwiegend intrazellulär auftretende Kalium und Magnesium. Bei Typ A überwiegt das sympathikotone Natrium und Calcium, bei Typ B das parasympathikotone Kalium und Magnesium. Typ AA wird als genuin männlich (sympatho-adrenerg), Typ BB (parasympathisch-anabol) als genuin weiblich bezeichnet (Legato 2004, Heines 2005). Ein Typ

1. Befindensstörung

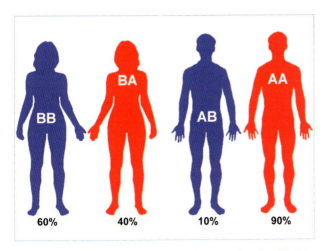

Abb. 10: Gender und Reaktionstypen. Verteilung der Geschlechter auf die beiden biologisch möglichen Reaktionsformen (nach Heines 2005)

AB wird als metrosexuelle Männer bezeichnet und war bei 10% der Probanden nachweisbar, androgyne Frauen (Typ BA) waren mit 30% vertreten (Abb. 10).

- Der Typ A mit seiner „Kampf- oder Fluchtstrategie" (Fight-or-Flight) mündet unter den Bedingungen der Leistungsgesellschaft in ein Gewinner – oder – Verlierer-Verhalten ein. Die selbst arrangierte biologische oder soziale Überforderung führt zur Überanpassung und stresshaftem Überaktionismus. Daraus resultiert wiederum Überforderung usw.. Die Endform ist das „Ausgebranntsein" (Burn-out-Syndrom).

- Typ B folgt „Halten- und Sorgen" (Tend-and-be-Friend) Strategien. Unter Zivilisationsbedingungen führt dies zum Festhalten um jeden Preis und zur Überfürsorge mit Tendenz zur Selbstaufgabe (z. B. Helfersyndrom). Die resultierenden psychosomatischen Störungen münden in das Erschöpfungssyndrom (Fatique-Syndrom) und chronische Krankheiten.

Die unterschiedlichen Veranlagungen der Geschlechter müssen daher in Zukunft um die verschiedenen Gender Reaktionsweisen ergänzt werden:

- Androgyne Frauen (Typ BA) sind wie Männer (Typ AA) zu behandeln,

- metrosexuelle Männer (Typ BA) dagegen wie Frauen (Typ BB) (Heines 2005).

Allerdings findet man mit Fortschreiten der Schwere und/oder Dauer von Krankheiten immer reingeschlechtlichere Gruppen (Legato 2004).

1.7.2 Gender-Reaktionsmuster

AA- bzw. BA PatientInnen erkranken bevorzugt an (Auto) Aggressions-symptomatiken, Herz-Gefäßleiden, Diabetes Typ II, Lungenerkrankungen, Nieren- und Pankreaserkrankungen, Missbrauchssyndromen (z. B. Alkoholismus), Unfällen und Workoholismus. Endform ist das Burn-out-Syndrom.

BB-Patientinnen und Männer vom AB Typ zeigen hypokinetische Funktionsstörungen. Unter den BB und BA Syndromen finden sich vermehrt das Müdigkeitssyndrom, depressive Syndrome, verschiedene Manifestationen der „Ökochondria" (z. B. multiple chemische Überempfindlichkeit, Nahrungsunverträglichkeiten, sick building Syndrom), Fibromyalgie und (Auto-) Immunkrankheiten, Unterbauchleiden („Frauenleiden") etc.. Eine Endform ist das Erschöpfungs-(Fatique) Syndrom. Bevorzugt treten Erkrankungen der intraperitonealen Organe auf. Die Brust reagiert aufgrund der Lymphbahnverbindungen zwischen Bauchraum und oberen Thorax (ductus thoracicus, Brustmilchgang) als quasi intraperitoneales Organ, sodass Mammakarzinome im Allgemeinen als BB Syndrom auftreten (Heines 2005). (Der beim Mann gegenwärtig zunehmende Brustkrebs wäre dann dem BA-Typ zuzuordnen.) Letztlich kann als Richtlinie gelten, dass AA-Typen eher schulmedizinischer Behandlung bedürfen, BB-Typen dagegen komplementär medizinischer.

1.8 Übersicht

Ein Drittel aller Menschen, die einen Therapeuten wegen Befindensstörungen aufsuchen, zeigen keine Anzeichen einer organischen Erkrankung. Mehr als die Hälfte aller Befindensgestörten sucht erst gar keinen Therapeuten auf. Häufig werden von den Patienten Organbeschwerden angegeben, die meist somatoforme Abbildungen eines psychosozialen Hintergrundes darstellen. Stets ist zu beachten, dass Soma und Psyche in ständiger Wechselwirkung miteinander stehen (bio-psycho-sozialer Kreis). Bei Befindensstörungen sind daher stets die materiellen, soziostrukturellen, psychosozialen, kulturellen, lebensstilbedingten, biologischen und selektiven Interdependenzen zu berücksichtigen. Diese Zusammenhänge sind nur in kommunikativer Rückkopplung zwischen Patienten und Therapeuten anamnestisch zugänglich und therapeutisch angehbar. Die Zusammenarbeit zwischen gleichberechtigten Partnern, dem Therapeuten und Patienten, ermöglicht den Aufbau eines Vertrauensverhältnisses, wodurch Ressourcen des Patienten mobilisiert werden. Dadurch entwickelt sich im Patienten ein Gefühl der Sinnhaftigkeit

1. Befindensstörung

für sein Leben und Tun. Dabei ist auf die neuen Erkenntnisse in der Befindensforschung, auf die Gender-Medizin, zu achten.

Die individuellen Wechselwirkungen zwischen Psyche und Soma haben ihr funktionelles Substrat im System der Grundregulation. Darunter versteht man den funktionellen Zusammenhang zwischen Endstrombahn und Zellen durch das Molekularsieb der Zuckerpolymeren der Grundsubstanz (extrazelluläre Matrix, ECM). In der ECM enden die vegetativen Nervenfasern blind, wodurch die ECM an das Zentralnervensystem und über die Endstrombahn an das System der endokrinen Drüsen angeschlossen wird. Beide sind im Bereich des Hypothalamus miteinander verschaltet. Diese Beziehungen werden biorhythmisch reguliert, weil nur dadurch Ordnung (Homöodynamik) im Organismus aufrecht erhalten werden kann. Befindensstörungen sind immer Ausdruck von Störungen in diesen Beziehungen.

- Alles, was das System der Grundregulation entlastet und die Biorhythmen schützt, ist zur Therapie bei Befindensstörungen geeignet: Entsäuerung der ECM, Ausleitungstherapien, Ordnungstherapie (Lebensstiländerung, Ernährungsumstellung), Mikrobiologie, Phytotherapie, Homöopathie, meditative und Psychotherapien, traditionelle chinesische Medizin und Neuraltherapie.

2 Chronische Krankheiten

2.1 Definition

Chronische Krankheiten sind durch eine nicht mehr auf normale Regelverhältnisse rückführbare Adaptation aller Regelkreise an eine „neue" pathologische Norm gekennzeichnet.

2.1.1 Bedeutung der Anamnese. Konfliktverarbeitung

Der Chronifizierung systemischer Störungen der Grundregulation gehen meist jahrelange Vorbelastung voraus, deren Dauer, Qualität und Quantität als Summationseffekte eine „Vorspannung" für den individuellen Krankheitsausbruch bilden. Das Molekularsieb der ECM wird dabei durch eine zunächst minimale Syntheseumstellung von Grundsubstanzkomponenten den Verhältnissen angepasst. Dadurch erfolgt gleichzeitig eine subsymptomatische Abänderung der Komponenten der ECM und damit der Ver- und Entsorgung der nachgeschalteten Zellen. Chronifizierung unterliegt einer positiven Rückkopplung, d. h. der Prozess hat die Tendenz der Selbstverstärkung („Aufschaukeln"). Dabei ist psychosozialer Stress einer der wesentlichen Promotoren (Blohmke und Reimer 1980, Baltrusch 1984). Dafür spricht, dass der Einsatz bildgebender Diagnostik bei Behandlung von Patienten mit Lumbalgie den Therapieerfolg nicht steigert, aber die Patienten belastet. Deshalb sollte der routinemäßige Einsatz bildgebender Verfahren vermieden werden, sofern es keine Hinweise auf eine ernsthafte Grunderkrankung gibt (Cou et al. 2009).

Besonders eindrucksvoll sind diese Beziehungen im rheumatischen Formenkreis erkennbar (Heine 2007a). Lange bekannt ist die

- **Dorsalgie** als Somatisierung von Trauer und Verzweiflung durch kompensatorische, aufrechte Zwangshaltung;

- **Lumbalgie** als psychische Überlastung oder sexuelle Frustration,

- **Beinbeschwerden** als Nicht-Fußfassen Können.

Das Zusammenfallen von physischen und psycho-sozialen Symptomatiken zeigt, dass es für den Menschen einen evolutiven Vorteil bedeutet hat, wenn sich die Gehirnstrukturen zur Verarbeitung von Schmerz und psychosoziale Reaktionen (schmerzhafte und freudige emotionale Reaktionen) überlappend zusammen entwickeln (Liebermann und Eisenberger 2009) (Abb. 1). Dies ermöglicht überhaupt erst eine soziale Entwicklung. Denn unser Leben wird durch komplexe soziale Ereignisse gestaltet, die sich in Gegensatzpaaren ausdrücken, aber sich wie Yin und Yang erfahren lassen: Liebe und Hass, Freund- und Feindschaft, gute und schlechte Behandlung, Akzeptanz und Ablehnung u. a. m. Fakahashi et al. (2009) haben mittels funktioneller Kernspintomographie (fMRT) an gesunden Probanden diese Überlappungen im Gehirn bildhaft darstellen können. Dabei zeigte sich u. a., dass z. B. Neid auf den Erfolg einer anderen Person die cortikalen und subcortikalen Schmerzzentren aktiviert („Schmerzkreis"), wogegen u. a. Schadenfreude den „Belohnungskreis" aktiviert. Der „Schmerzkreis" besteht hauptsächlich aus der somatosensiblen Gehirnrinde, dem vorderen Cingulum, der Insel, dem periaquaeduktalen Grau, dem Thalamus und der ventromedialen präfrontalen Rinde (Liebermann und Eisenberger 2009) (Abb. 1). Bei letztgenanntem Rindengebiet ist eine Verschaltung mit dem dopaminergen Belohnungskreis gegeben (dessen wichtigste anatomischen Korrelate sind die Area tegmentalis ventralis, das ventrale Striatum, die ventromediale praefrontale Rinde und der Mandelkern (Amygdala). Im Mandelkern überlappen sich ebenfalls der Schmerz- und Belohnungskreis (Liebermann und Eisenberger 2009) (Abb. 1).

Dies wirft die höchst bedeutsame Frage auf, warum in der Evolution des menschlichen Gehirns eine Entwicklungsrichtung eingeschlagen wurde, in der leiblicher Schmerz- und soziale Problematiken zusammen verarbeitet werden? Dies liegt daran, dass das menschliche Neugeborene nicht in der Lage ist, sich Nahrung und Wasser selbst zu besorgen. Es bedarf dazu der Sorge und des Schutzes der Mutter bzw. eines Fürsorgenden. Das Überleben des Neugeborenen hängt daher ganz von der Beziehung zur Mutter bzw. zum Sorgenden ab. Eine Trennung führt zu physischem Schmerz beim Neugeborenen durch Versorgungsmangel bzw. psycho-sozialem Schmerz bei der Mutter oder den Fürsorgenden. Kennzeichnend für das menschliche Neugeborene ist, dass es ein Jahr im Zustand eines extrauterinen Kleinkindjahres zubringt, in dem es von völliger Hilflosigkeit bis zum Ende des Jahres wichtigste Reifeprozesse bis hin zu den Anfängen aufrechter Körperhaltung, Sprachanfängen sowie einfachstem technischem Denken und Handeln durchmacht (Portmann 1941). Dieser Prozess wird von physischen und psychischen Schmerzen (Wachstumsschmerzen, Angst vor fremder Umwelt, unbekannten Personen und Handlungen) begleitet. Das spezifisch Menschliche dabei ist zweifellos bereits das ge-

2. Chronische Krankheiten

genüber allen anderen Säugern zum Zeitpunkt der Geburt hoch entwickelte Zentralnervensystem (Portmann 1941).

Durch die Bindung zwischen Neugeborenem und Mutter sowie kooperativem Verhalten innerhalb einer sozialen Gruppe, z. B. einer Familie, wird allen Gruppenmitgliedern ein besseres Überleben gesichert als bei unkooperativem Verhalten. Der dadurch entstehende Evolutionsdruck hat über viele Jahrtausende (möglicherweise beschleunigt durch die Entwicklung von Sprache vor ca. 40 000 Jahren) die nervösen Zentren für physischen- und psychischen Schmerz sowie dem Empfinden von Freude weitgehend zusammengeführt. Anatomisch ist dies mit einer raschen und anhaltenden Entwicklung des basalen präfrontalen Cortex unserer hominiden Vorfahren (vor ca. 100 bis 200 Tausend Jahren; Grine et al. 2007) bis zum Homo sapiens unserer Tage gekennzeichnet (Starck 1979).

Kommt es bei einem Kleinkind nicht zu einer dauerhaften psychosozialen Bindung zur Mutter oder zum Mutterersatz, werden dadurch u. U. bereits grenzschwellige Schmerzprogramme aufgebaut, die sich im späteren Leben bei physischen und/oder psychischen Belastungen somatoform als chronische Krankheiten vor allem des rheumatischen Formenkreises, als Herz-Kreislauf- und Atemwegserkrankungen manifestieren können.

Dies zeigt deutlich, dass man bei chronischen Kranken keine Defizitmodelle durch reine Diagnostik (der Rheumatiker, der Diabetiker usw.) entwickeln darf. Denn die Kranken gehen mit ihrer Krankheit affektiv, kognitiv und handelnd um. Krankheit kann so zu einem Teil der Persönlichkeit werden, zu dem sich der chronisch Kranke häufig unter Zurechtbiegen seiner Biographie bekennt („wenn ich gekonnt hätte, hätte ich alles anders gemacht"). Eine Überwindung dieser gestörten Persönlichkeitsstruktur kann nur unter Nutzung und Ausbau der Ressourcen des Kranken, d. h. salutogenetisch erfolgen (Wilm 2006).

- An chronisch Kranken wird sehr deutlich, dass der Mensch bewusst oder unbewusst am Entstehen seiner Krankheit selbst mitwirkt (Heine 2007a).

Will der Patient sein Leben ändern, dann muss er erfahren können, wie es dazu kam, dass er krank geworden ist. Es ist für ihn wichtig, sein Leben zurückzuverfolgen und die darin aufgetretenen krankmachenden Aspekte zu analysieren. Stets sind es anhaltende Befindensstörungen, die am Beginn eines chronischen Leidens stehen (Jork 1998).

Befindensstörungen – Chronische Krankheiten – Altern

Die falsche Norm einer chronischen Krankheit ohne Möglichkeit zur vollen Genesung darf keinesfalls mit dem Syndrom einer akuten Erkrankung mit prinzipieller Möglichkeit zur Rückkehr in die gesunde Norm verwechselt werden. Häufig wird der fatale Fehler gemacht, dass der unklare Zustand dem ihm am nächsten kommenden klinischen Syndrom zugeordnet und entsprechend therapiert wird. Dadurch wird ein chronisches Leiden zur akuten Krankheit stilisiert (Bergsmann 1994). Bei den Patienten führt dies nicht selten zu einem Therapeutenwechsel („Drehtürmedizin"), zumeist unter Vernachlässigung salutogenetischer Aspekte und Verschlechterung des Zustandes.

Die Schwierigkeit, chronische Krankheiten wenigstens dauerhaft zu lindern, ohne die schweren Nebenwirkungen z. B. von Korticoiden oder Antikörpern gegen entzündungsfördernde Zytokine in Kauf nehmen zu müssen, liegt zumeist darin, dass eine genetische Disposition (erkennbar an familiären Häufungen) vorliegt. In Resonanz mit exogenen Einflüssen (Umwelt, Familie, Beruf usw.) kann es dann zu den phänotypischen Erscheinungen einer chronischen Krankheit kommen. So ist z. B. bekannt, dass Personen mit dem genetisch bedingten Zelloberflächenmarker MHC (**M**ajor **H**istocombatibility **C**omplex „Haupt-Gewebeverträglichkeitsmarker") -B27, -D4, -DR4 und -C3 zu rheumatischen Erkrankungen (z. B. Kollagenosen, Lupus erythematodes und Vaskulitis) neigen, die sich unter Stressbedingungen verschlimmern. Damit sind häufig Kreuzreaktionen mit Bakterien verbunden (z. B. Klebsiellen, mit vermehrten Entzündungen der Harnwege) (Übersicht bei Schmidt und Burkhardt 2001).

Es konnten bereits mehrere Gene und prädisponierende Suszeptibilitätsregionen auf verschiedenen Chromosomen (Krankheitsbarrieren kreuzende Gene) identifiziert werden, die für entzündliche Darmerkrankungen, Diabetes Typ I und II, Asthma, Alzheimer, Psoriasis, Antiphospholipid-Syndrom u. a. m. eine kooperierende Rolle spielen (Übersicht bei Passarge 2001, Heine 2003, Shore 2004, Schön und Boehncke 2005).

Ein genetisches Hintergrundrauschen aufgrund von Summationseffekten modifizierender Gene („modifier genes") und Gen-Polymorphismen sowie funktionelle Krankheitsbarrieren überspringende Gene haben dabei besondere Bedeutung, da sie u. a. das Immungeschehen beeinflussen (Nadeau 2005).

Gene, die lediglich schwache Signale modifizieren sowie geringe Variationen im Genaufbau (Gen-Polymorphismen) aufweisen, können sich unter bestimmten Inwelt- (Psyche, Stress) und Umwelteinflüssen zu einem Schwellenwert mit u. U. starkem Signal-

2. Chronische Krankheiten

charakter auf bestimmte Gene summieren, wodurch eine die chronische Krankheiten fördernde Enzym- und Proteinproduktion in Gang gesetzt werden kann. Dies bezieht sich vor allem auf entzündungsfördernde Zytokine (u. a. TNFα, IL-1, IL-6, IL-12, IL-18), Wachstumsfaktoren und Immunglobuline. Dadurch entsteht bei chronischen Kranken eine anabole Gesamtsituation mit hohem Synthesestoffwechsel (Fibrose, Zirrhose, Glukoseverwertungsstörungen, Hyperlipidämie u. a. m), aber nur grenzwertigem ATP-gesteuertem Energiestoffwechsel (Schole und Lutz 1988). Das gesamte System ist daher in seiner Regulationsfähigkeit ständig gefährdet.

Dazu kommt, dass Rezeptoren nicht nur über eine spezifische Bindungsfähigkeit an einen Liganden verfügen, an die sich die Aktivierung einer bestimmten intrazellulären Signaltransduktionskaskade mit Auslösung einer spezifischen Zellreaktion anschließt, sondern auch zumeist an mehreren Signalkaskaden beteiligt sind. Bei genetisch bedingter Störung einer Rezeptostruktur oder durch stoffwechselbedingte extra- oder intrazelluläre Einflüsse können stark abgewandelte Zellreaktionen auftreten (Übersicht bei May 2006). Ein sehr gut untersuchtes Beispiel sind die Lipoproteinrezeptoren: Ihre zuerst entdeckte Funktion war die rezeptorvermittelte, endozytotische intrazelluläre Aufnahme von Lipoproteinen. Unterdessen hat sich an experimentell genetisch veränderten Lipoproteinrezeptoren zeigen lassen, dass sie an vielen wichtigen Zellfunktionen beteiligt sind und es bei Schädigung zu Störungen der nervalen synaptischen Informationsübertragung, zu zerebralen Fehlbildungen, zu Alzheimer Demenz, Arteriosklerose, malignem Zellwachstum und Metastasierung kommen kann (Übersicht bei May 2006). Da die Rezeptorfunktionen stark von den Gegebenheiten in der ECM abhängen, erkennt man auch hier, abgesehen von genetischen Veränderungen, wie wichtig eine geregelte ECM ist bzw. regulationstherapeutische Maßnahmen sind.

Den barrierekreuzenden Genen kommt besondere Bedeutung zu, weil sie mit dem Immungeschehen gekoppelt sind. Experimentell konnte gezeigt werden, dass sie in die Kontrolle der regulatorischen T-Zellen (Th3-Lymphozyten) und damit u. a. in die Immuntoleranz eingeschaltet sind.

- Bei chronischen Krankheiten zeigt sich, dass der Organismus als ein hoch vernetztes, energetisch offenes System auf anhaltende exo- und endogene Störungen nur mit einer anders gearteten Ordnung oder völligem Zusammenbruch reagieren kann. Eine andauernde Störung, die als chronische Krankheit auffallen soll, muss eine Norm mit einer bestimmten Toleranzbreite entwickeln, um sich stabilisieren zu können. Eine fal-

Befindensstörungen – Chronische Krankheiten – Altern

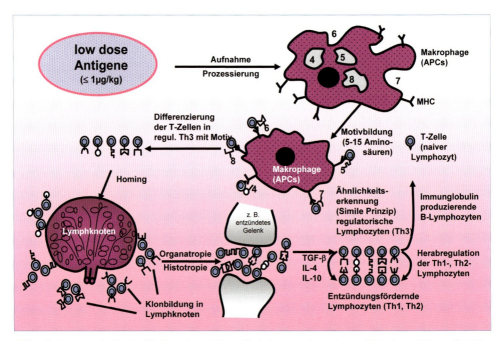

Abb. 11: Immunologische Beistandsreaktion. Substanzen im unteren Mikrobereich pro Kg Körpergewicht generieren über APCc regulatorische T-Lymphozyten (Th3, Treg), die nach Kontakt mit entzündungsfördernden T-Lymphozyten (Th1- und Th2-Zellen) die entzündungshemmende Zytokine (TGF Transforming Growth Factor, IL Interleukin) bilden. Die Zahlen 4-8 stellen Substanzen im unteren Mikrobereich dar (Heine 2000).

sche Norm einer chronischen Krankheit ohne Möglichkeit zur völligen Gesundung darf nicht mit dem Syndrom einer akuten Erkrankung mit prinzipieller Möglichkeit zur Rückkehr in die gesunde Norm verwechselt werden.

2.1.2 Immunologische Toleranz. Bedeutung regulatorischer Th3 Lymphozyten.

Chronische Krankheiten weisen eine gestörte immunologische Toleranz auf. Normalerweise wird die Toleranz von entzündungshemmenden regulativen T-Lymphozyten (Th3 bzw. T_{reg} Lymphozyten) zwischen den entzündungsfördernden Th1- und allergiefördernden Th2-Lymphozyten (h bedeutet engl. helper) aufrechterhalten. Je nach geneti-

2. Chronische Krankheiten

Tab. 6: „Sekundäre" Nahrungsmittelallergien, die als Folge immunologischer Kreuzreaktionen im Zuge einer Allergie (z. B. gegenüber Inhalationsallergenen z. B. Pollen) auftreten können (nach Jarisch 1999)

Allergen	assoziierte Häufigkeit der NM-Unverträglichkeiten	Häufigkeit der Allergene
POLLEN Hasel-Erle-Birke (März-Mai)	Kernobst (Äpfel, Birnen), Steinobst (Pfirsiche, Kirschen, Haselnüsse, Walnüsse, Mandeln, Erdnüsse, Karotten, Sellerie (Zeller), Kartoffel (roh), Paprika, u. a.	sehr häufig
Gräser-Roggen (Juni-Juli) Beifuß-Ragweed (August)	Tomaten, Erdnüsse? Melanzani? Melonen? Sellerie (Zeller) Karotten, Bananen, Melonen, Mango, Pistazien, Cashewnüsse, Kümmel, Anis, Fenchel, Pfeffer, Majoran, Basilikum, u. a	sehr häufig häufig
Hausstaubmilbe	Krebstiere, Muscheln, Rindfleisch?, Schweinefleisch? Geflügelfleisch?	sehr häufig
Latex	Bananen, Avocados, Edelkastanien, Kiwi, Pfirsiche, Mandeln, Kartoffel (roh), Buchweizen, Feigen?	selten
Ficus benjamina (u. a. Gummibäume)	Feigen Kiwi? Ananas? Papaya?	sehr selten

scher Disposition und exogenen Faktoren können sich bei „Überrunden" der Th3-Zellen von Th1 dominierte chronische Krankheiten entwickeln (Tab. 6) oder Th2 dominierte entzündliche Reaktionen auf Parasiten und Allergien (Nahrungsmittel-, Kontakt-, Medikamenten- und Kontrastmittel-Allergie) auftreten. Bei den **Allergien** müssen „primäre" von „sekundären" unterschieden werden. „Sekundär" bezieht sich auf immunologische Kreuzreaktionen, die im Zuge einer Allergie auftreten können (Tab. 6).

Balance der Immunreaktionen wird vor allem über die in den Schleimhäuten, lokalisierten Abwehrzellen, insbesondere der Darmschleimhaut und den dort vermehrt auftretenden Th3-Zellen, gesteuert. Das bedeutet, dass an der Entwicklung chronischer Krankheiten immer auch Störungen des PNIEE-Komplexes und der immunologischen Toleranz beteiligt sind.

Th3-Zellen verschalten alle Immunreaktionen miteinander. Die Entwicklung von Th3-Zellen erfolgt nicht nur im Thymus, sondern auch im lockeren Bindegewebe der Schleimhäute, vor allem der Darmschleimhaut. Th3 Zellen sind an der Immuntoleranz durch eine ständig ablaufende so genannte **„immunologische Beistandsreaktion"** (iB) beteiligt (Abb. 11). Darunter versteht man die Anregung der immunologischen Toleranz durch Gemische von „low dose Antigenen" (maximal ein Mikrogramm eines antigenen Gemisches pro Kilogramm Körpergewicht). Derartige Gemische liegen vor in Phytotherpeutika, niederpotenzierten Homöopathika, Antihomotoxika, Isopathika, Vakzinen und Eigenblut. Je mehr „low dose Antigene" gleichzeitig angeboten werden umso besser, d. h. man kann die genannten Therapien zur Anregung einer iB auch wahlweise kombinieren. Auch unsere Ernährung ist hervorragend geeignet eine iB auszulösen, falls sie vollwertig ist (Übersicht bei Heine 2007a). Dabei ist zu berücksichtigen, dass eine iB umso erfolgreicher initiiert werden kann, je funktionsfähiger die Darmschleimhaut ist. Das bedeutet, dass die ECM der Patienten entsäuert werden muss und durch mikrobiologische Therapie (z. B. Gaben von prä- und probiotischen Therapeutika, u. a. Matricell®) die Darmflora so rasch wie möglich wieder regeneriert wird (Übersicht bei Kolb 1990).

Nach Heine (2007a) läuft eine iB folgendermaßen ab (Abb. 11): Gelangen „low dose Antigene" z. B. in die ECM der Darmschleimhaut, werden sie von antigenpräsentierenden Zellen (APC; z. B. Makrophagen) erkannt und endozytotisch aufgenommen. Dabei werden sie nicht wie im Falle von Antigenen phagozytiert mit anschließender Vernichtung durch Lysosomen, sondern nur soweit abgebaut, dass von den aufgenommenen Proteinen 5 bis 15 Aminosäuren lange „Motive" übrigbleiben. Diese werden bereits im

2. Chronische Krankheiten

Zytoplasma an frisch gebildete MHC-Moleküle gebunden und mit diesen an die Zelloberfläche der APCs zurückgebracht. Dort werden die Motive neutralen, d. h. immunologisch unerfahrenen Th0-Lymphozyten präsentiert. Diese nehmen die Motive ab, binden sie an die eigene Zelloberfläche, wobei sie zu toleranzfördernden Th3 (T_{reg})-Zellen transformieren. Zur Reifung und Vermehrung wandern sie in die nächstgelegenen Lymphknoten, von wo sie über Kapillaren und Lymphgefäße wieder in die ECM eintreten. Die Th3-Zellen werden chemotaktisch über Chemokingradienten zu einem Entzündungsherd gebracht. Dort vergleichen sie ihre MHC-gebundenen Motive mit denen von Th1- und Th2-Zellen, die aus antigenen Abbauprodukten von Gewebsbestandteilen aus einem Entzündungsherd bestehen. Bereits Ähnlichkeit der verglichenen Motive reicht aus, dass die Th3-Zellen sofort mit der Bildung und Freisetzung entzündungshemmender Zytokine beginnen (speziell TGFβ, IL-4 und IL-10). Dadurch werden die entzündungsfördernden Th1- und Th2-Zellen inaktiv (anerg) oder vernichtet. Gleichzeitig werden über Th3-Zellen die B-Lymphozyten zur Immunglobulinsynthese angeregt.

- Von besonderer Bedeutung in diesem Zusammenhang ist, dass zur Auslösung einer immunologischen Beistandsreaktion ein spezifisches Antigen gar nicht bekannt sein muss, woher auch pharmakokinetische und –dynamische Werte für „low dose Antigene" irrelevant sind (Heine 2007a).

Von Allergien müssen **Intoleranzreaktionen** (Pseudoallergien) unterschieden werden. Sie sind ein Sammelbegriff für pathophysiologisch heterogene Reaktionen, die im Gegensatz zu allergischen Reaktionen nicht auf immunologischen Mechanismen beruhen und ohne Sensibilisierungsphase das klinische Bild einer Sofortreaktion zeigen. Wie bei den Allergien induzieren Fremdstoffe die Freisetzung von Entzündungsmediatoren aus Mastzellen/Basophilen (u. a. Histamin). Die Degranulation der Mastzellen/ Basophilen wird dabei nicht über Immunglobulin E vermittelt, sondern über verschiedene direkt an den Zellen angreifende toxikologische Mechanismen (Erdmann et al. 2003). Dadurch wird der alternative Weg der Komplementaktivierung über die Faktoren C3a und C5a angestoßen, wodurch die entzündliche Reaktion (u. a. durch Freisetzung von Leukotrienen, Prostaglandinen und Histamin) verstärkt wird (Erdmann et al. 2003).

- Da die pathophysiologische Endstrecke der allergischen und der pseudoallergischen Reaktionen gleich ist, führen sie zu identischen klinischen Krankheitsbildern wie Urtikaria, Angioödem und Schock (Erdmann et al. 2003).

Tab. 7: Diagnose der Histamin-Intoleranz (nach Jarisch 1999)

Bei Verdacht auf Histamin-Intoleranz können dem Patienten folgende diagnostische Fragen gestellt werden:
Häufige Kopfschmerzen oder Migräne?
Unverträglichkeit von Rotwein und anderen alkoholischen Getränken?
Unverträglichkeit von Hartkäse, haltbar gemachten Würstchen, Tomaten bzw. Ketchup sowie Schokolade?
Magen- und Darmstörungen, insbesondere mit weichem Stuhl und Durchfällen über längere Zeit?
Niedriger Blutdruck (Hypotonie)?
Herzprobleme im Sinne von erhöhtem Pulsschlag (Tachycardie) bzw. Herzrhythmusstörungen (unregelmäßiger Pulsschlag)?
Bei Frauen: Schmerzen am ersten Tag der Regel (Dysmenorrhoe)?

Ganz im Vordergrund der Intoleranzreaktionen stehen biogene Amine (decarboxylierte Aminosäuren), vor allem Histamin (daneben Tyramin und Serotonin) (Tab. 7, 8).

Davon abzugrenzen sind Intoleranzreaktionen aufgrund eines genetisch determinierten Enzymdefektes. Histamin wird im wesentlichen durch die DAO (**Di**amin**o**xidase) abgebaut. Ist deren Aktivität oder Konzentration vermindert, resultiert ein Histaminüberschuss. Natürlich kann dieser auch durch zuviel Histaminaufnahme bedingt sein. Besonders viel davon findet sich in Lebensmitteln, die wie Käse oder Rotwein einem biologischen Reifungsprozess unterliegen (Tab. 8). Eine weitere Möglichkeit für Intoleranzreaktionen sind histaminfreisetzende Medikamente und Diagnostika wie nicht-steroidale Antiphlogistika (u. a. Ibuprofen und Diclofenac), Kontrastmittel (u. a. Gadolinium), Lokalanästhetika (u. a. Procain und Bupivacain), Muskelrelaxantien (z. B. Suxamethonium), Volumenersatzmittel (z. B. Dextran) und zentral wirkende Analgetika (Morphin, Pethidin, Codein) (Erdmann et al. 2003). Die wichtigsten Symptome einer Histaminintoleranz sind in Tab. 9 aufgelistet.

Diagnostisch lassen sich nach Abschluss allergologischer Testungen auf eine echten Allergie, Intoleranzreaktionen durch orale Provokationen z. B. mit Farb- und Konservierungsstoffen erkennen, wobei entsprechend der Dosisabhängigkeit mit kleinsten Mengen begonnen wird. Bei positivem Effekt tritt die jeweilige Symptomatik auf.

2. Chronische Krankheiten

Tab:8: Besonders histaminreiche Nahrungsmittel (aus Jarisch 1999)

Fisch:	z. B. Thunfisch, Makrele, Sardellen
Käse:	z. B. Emmentaler, Camembert, Roquefort
Hartwurst:	z. B. Salami, Rohschinken
Gemüse:	z. B. Sauerkraut
Alkohol:	z. B. Rotwein, Weißwein, Bier

Therapeutisch werden folgende Antihistaminika eingesetzt: H1-Rezeptor-Antagonisten (z. B. Dimetrinden) sowie Glukokortikosteroide. Zur Akuttherapie werden auch H2-Rezeptorantagonisten (z. B. Ranitidin) eingesetzt. Vor allem können Expositionsvermeidung, Densensibilisierung und Eigenbluttherapie hilfreich sein.

Nach Jarisch (1999) ist auch Vitamin B6 zur Therapie geeignet, da es Mastzellen an der Degranulation hindert. Von besonderer Bedeutung ist Vitamin C, das in höheren Dosen angewandt (1 Gramm täglich über 3 Tage) den Histamin-Spiegel deutlich senkt (Alan und Clemetson 1980).

- Eine zumeist übersehene Problematik stellen die **„nichtinfektiösen alimentären Erregertoxikosen"** dar, die sich den Möglichkeiten der Labormedizin entziehen. Die dadurch bedingten Krankheiten werden oft als primär chronisch bezeichnet, jedoch als funktionelle Störungen falsch behandelt oder als psychogen verkannt (Cornelius 1996). Dies liegt daran, dass nicht alle Fremdmoleküle als Antigene reagieren. Kleine, nichtimmunogene Antigene (z. B. Polysacharide) werden als **Haptene** bezeichnet, die sich erst an größere immunogene Moleküle, die **Carrier**, binden müssen, um eine Reaktion auszulösen. Da das Immunsystem darauf ausgerichtet ist, sich mit dem kompletten Antigen (Hapten plus Carrier) auseinander zu setzen, können freie Carrier von der Abwehr oftmals nicht erkannt und eliminiert werden. Dies darf nicht unterschätzt werden, weil die in Lebensmitteln vorkommenden Erreger zwar durch Pasteurisieren und Kochen abgetötet werden und dann nicht mehr infektiös sind. Ihre hitzebeständigen immunogenen Carrier können jedoch ein breites Spektrum an Irritationen auslösen, wie unklare Bauchbeschwerden, Rücken- und Kopfschmerzen, chronische Müdigkeit u. a. m.. Da gegen freie Carrier die Immunabwehr zumeist nur langsam und stark abgeschwächt in Gang kommt, haben sie Zeit, sich im Körper vor allem an schwach durchbluteten Stellen (Faszien, Sehn, Bindegewebe, Glia) festzusetzen. Dadurch können sich die verschiedensten chronischen Leiden entwickeln (Cornelius 1996).

- Aus biologisch-medizinischer Sicht kann eine Therapie mit Nosoden oder eine isopathische Therapie (homöopathisierte Carrier) unter Zusatz von Haptenen erfolgreich sein (Cornelius 1996).

2.1.3 Verselbständigung von Schmerzen bei chronischen Krankheiten

Die ECM ist über das vegetative Nervensystem an das ZNS und Endokrinium angeschlossen. Zellen der ECM (Fibroblasten, Mastzellen, Abwehrzellen und diffus verteilte neuroendokrine Zellen) bilden mit den vegetativen Nervenfasern autokrine-parakrine-endokrine und neurogene Rückkopplungskreise mit Rückwirkung auf das neuropsychoimmunologische System (Ray 2004). Denn die terminalen Axone vegetativer Nervenfasern können sowohl Neurotransmitter (Noradrenalin, Azetylcholin) als auch aus peptidergen Fasern Neuropeptide (u. a. Schmerzsubstanz P) freisetzen, die wiederum Mastzellen und Abwehrzellen aktivieren. Dabei kommt Mastzellen und Makrophagen eine zentrale Stellung in diesen Rückkopplungskreisen zu. Mastzellen sind sympathikotrop, d. h. sie bewegen sich auf terminale Sympathikusaxone zu, von denen offenbar Mastzell-chemotaktische Substanzen (z. B. Abbauprodukte von Noradrenalin, wie die schmerzfördernden Vanilloide) freigesetzt werden können (Heine 2007a). Dadurch bekommen Mastzellen Anschluss an die Stress-Schiene Hypothalamus-Hypophyse-Nebenniere (Selye 1971).

Makrophagen verfügen über AT1-Rezeptoren (Angiotensin-II-Typ-1-Rezeptor) und haben dadurch Anschluss an das Renin-Angiotensin-Aldosteronsystem (RAAS) sowie Beziehungen zum Antidiuretischem Hormon (ADH) und Sympathikus (Sowers 2002, Schmitz et al. 2002). Angiotensin II führt zu Vasokonstriktion, Bildung von Sauerstoffradikalen und zur Aktivierung von Monozyten/Makrophagen mit Freisetzung proinflammatorischer und Makrophagen-chemotaktischer Zytokine (u. a. MCP-1, Makrophagen-chemotaktisches Protein-1) sowie proteolytischer Enzyme (Bhakdi 2002). Dadurch ist „vor Ort" stets ein effektiver Einfluss auf die Grundregulation gegeben, wodurch stets eine an die aktuellen Verhältnisse angepasste raum-zeitliche Feinsteuerung biologischer Aktivitäten erreicht wird. Vor diesem Hintergrund wird auch verständlich, warum es unter allen Formen von Stress zur Dysregulation der Feinsteuerung der ECM

2. Chronische Krankheiten

Tab. 9: Die wichtigsten Symptome einer Histaminintoleranz (aus Jarisch 1999)

- Kopfschmerzen
- Übelkeit
- Erbrechen
- Flatulenz
- Durchfall
- Verstopfte oder laufende Nase
- Herzrhythmusstörungen (vorwiegend Tachykardien)
- Asthmaanfälle
- Bauchkrämpfe im Rahmen der Periodenblutung

mit Rückkopplung zur Psyche kommt. Da Qualität und Quantität der ECM in den verschiedenen Organen verschieden entwickelt sind, sind auch deren krankhafte Veränderungen verschieden (Tab. 10). Dabei reagieren die Zellen der ECM auf Informationseingänge schneller und sensibler als die Organ- und Keimbahnzellen (Hauss 1994). Die Art der Reiz- und Schädigungsfaktoren sowie die genetische Programmierung der betroffenen Individuen entscheiden dann darüber, welche Zellen mit den Zellen der ECM reagieren und welche Erkrankung und welches Organ bzw. welche Organe schließlich betroffen sein werden. Eine wichtige Rolle spielt dabei die unspezifische Reaktionsfähigkeit der ECM, wodurch Summationseffekte mit der Möglichkeit der Entwicklung eines Adaptationssyndroms auftreten können. Das bedeutet, dass noch bevor ein klinisches Krankheitsbild erkennbar wird, ein oder mehrere minimale chronische Dauerbelastungen wie Herde (z.B. Zahngranulome, Operationsnarben, parodontotische Prozesse), Darmdysbiosen und depotbildende Belastungen durch Umweltgifte alle Regelsysteme unter eine gewisse pathophysiologische „Vorspannung" bringen können. Äußerst eindrucksvoll wurde dies für die umweltbedingte Chemikalienempfindlichkeit (Chemical Sensitivity) von Rea und Mitarbeitern (1992–1997) an Tausenden von Patienten mit unklarer **Erschöpfungssymptomatik** (chronic fatique syndrom), **chronischer Müdigkeit** und Antriebslosigkeit gezeigt.

- **Therapeutisch** konnten ähnlich wie in der Homöopathie und Isopathie durch stark verdünnte Gaben der nachgewiesenen schädlichen Stoffe, Eigenbluttherapie und Herstellung von Vakzinen (oder Kombination der Verfahren) hervorragende Heilergebnisse erzielt werden.

Zunächst führt die Entartung der Grundregulation zu einer minimalen situationsangepassten Umstellung der Synthese der ECM und damit zu regionaler Adaptation an die

Tab. 10: Beispiele von Regulationskrankheiten aufgrund entzündlicher Mitbeteiligung der extrazellulären Matrix (ECM) (nach Hauss 1968)

Lokale Erkrankungen	Granulationsgewebe
	Herde
	Narben
Systemische Erkrankungen	Arteriosklerose
	Phlebosklerose
	Arthrose
Organspezifische Erkrankungen	Hepatopathie
	Nephropathie
	Kardiopathie
	Pankreatopathie
Generelle Erkrankungen	Rheumatoide Arthritis
	Lupus erythematodes

geänderten Verhältnisse. Aufgrund der Symptomarmut ist das Geschehen zunächst schwierig zu diagnostizieren. Bei weiterem Einwirken der Noxe(n) verschärft sich die Symptomatik und breitet sich aus. Zunächst kann eine regionale reflektorische Projektionssymptomatik in der Haut auftreten (Abb. 6, 7). Denn die bei einer Organbelastung betroffenen viszero-sensiblen Axone leiten die Information über den zugehörigen Spinalnerven ins Rückenmark, wo sie bei geringer Störung direkt gleichseitig reflektorisch beantwortet wird (Lateralitätsregel; lokales Adaptationssyndrom). Da jeder Spinalnerv entwicklungsgeschichtlich einem Dermatom zugehörig ist und gleichzeitig bestimmte Muskeln und Organe versorgt (segmental-reflektorischer Komplex), ist bei einer Organ- oder Muskeldysfunktion immer auch das zugehörige Dermatom betroffen (Projektionsregel, Head'sche Zonen; Head 1898). Da die ins Rückenmark gelangenden Informationen über Interneurone auch auf die darüber und darunter liegenden Neurone übertragen werden, reicht die Projektionssymptomatik über das eigentliche Dermatom hinaus (Abb. 7). Stets sollte daran gedacht werden, dass ein Spinalnerv noch vor Durchtritt durch das Foramen intervertebrale aufeinander folgender Wirbel sensible Äste in den Epiduralraum sowie die Dura mater im Wirbelkanal abgibt und unmittelbar nach Passieren des Foramens sen-

2. Chronische Krankheiten

sible Äste an die autochtone Rückenmuskulatur und Haut entsendet. Weiter ist zu beachten, dass jedes Organ zusätzlich eine sekundäre Projektionszone in den ersten beiden Halswirbeln und im Trigeminusbereich des Kopfes hat. Die Thorakalorgane projizieren zusätzlich in die Schulter (Sekundärzonenregel). Mit zunehmender Dauer der Belastung werden immer mehr Segmente zu Projektionszonen zusammen geschaltet (Segmentüberschreitung). Bei Beteiligung des Achsenorgans (Abb. 7) kommt es zur **Seitenkreuzung**. Begleitende muskuläre Spannungssymptome verändern die lokalen Axonreflexe Blut- und Lymphströmung in der ECM, wodurch sich deren Turgor (abhängig vom Lymphabfluss) in den betroffenen Hautbindegewebsbezirken verändert, was zur Entwicklung von **Gelosen** führt. Dabei handelt es sich um palpable knotige bis reliefartige Veränderungen in der ECM mit Übergang der PG/GAG-Wasserkomplexe in einen gelartigen Zustand. In diesen Bereichen ist die Haut aufgrund erschwerten Lymphabflusses nur schwer abhebbar (Diagnostik durch die Kibler'sche Hautfalte). Die Akupunkturpunkte in diesen Arealen werden in das Geschehen einbezogen und reagieren druckempfindlich (schmerzhafte Triggerpunkte).

- **Gelosen sprechen gut auf Akupunktur und Neuraltherapie an** (Bergsmann und Bergsmann 1998).

Außerdem werden bei Fortschreiten der Symptomatik zunehmend funktionell zusammenhängende Muskelketten (kinetische Muskelketten) von der Störung erfasst mit Entwicklung von **Myogelosen**. Diese Veränderungen wirken wieder auf den segmental-reflektorischen Komplex verstärkend zurück. Letzlich kommt es zur regulatorischen Desintegration (Bergsmann und Bergsmann 1998).

In diesem Zusammenhang kommt dem **Herdgeschehen** eine besondere Bedeutung zu. Als Herd wird eine lokal begrenzte, subklinische Entzündung unterhalb der Schmerzschwelle um nicht abbaufähiges körperfremdes oder körpereigenes Material bezeichnet. Ein Herd ist immer auch aufgrund der Projektionssymptomatik seiner gestörten Grundregulation ein **Störfeld**. Er stellt ein lokales Adaptationssyndrom dar, mit der Gefahr der Entwicklung von Degenerationsleiden (Bergsmann und Perger 1993).

- Ein Herd ist ein Risikofaktor, der nur mittels Regulationsdiagnostik biologisch-medizinischer Verfahren, aber kaum mit den normalen Diagnoseverfahren der klinischen Medizin erfasst werden kann.

Prädilektionsstellen des Herdgeschehens sind Narben (wozu auch Stichkanäle bei **Pearcing** zählen), inkorporiertes Fremdmaterial (z. B. feine Glassplitter oder Asphaltkrümel von Verkehrsunfällen), subklinische chronische Entzündungen innerer Organe (Tonsillen, Gallenblase, Divertikel des Verdauungskanals, Blinddarm, Bronchiektasien, Raucherbronchitis, Zahn-Kiefer-Bereich und Nebenhöhlen). Besonders ernst zu nehmen sind impaktierte Weisheitszähne sowie der Darm, der z.B. durch Fehlernährung und/oder gestörte Darmflora zum Herd und schließlich zum größten Störfeld im Körper werden kann. Als Herde mit Störfeldern sind auch alle Entzündungen und Funktionsstörungen im urologisch-gynäkologisch-andrologischen Bereich zu werten. Stets ist dabei die zentrale Rolle der Wirbelsäule zu bedenken, die als Verstärker der Projektionssymptomatik wirkt und damit andere Schwachstellen in der Grundregulation in das Geschehen einbeziehen kann. Überhaupt können Zusatzreize (**"Zweitschlag"**) das Geschehen über die Schmerzschwelle heben und akutisieren. Dazu kommt, dass Herde und ihre Störfeldwirkungen die gesamte Grundregulation je nach Disposition und Exposition anfällig machen für infektiöse, allergische, toxische, mechanische, chemische, thermische, galvanische, elektromagnetische, nervale und emotionale Reize. Allerdings wird es bei ökologisch bedingter, zunehmender Verschlackung der ECM immer schwieriger, eine Herdsanierung durchzuführen. Therapeutisch eignet sich die Neuraltherapie (nach Hunecke) (Übersicht bei Heine 2007a).

Die geschilderten Regulationsstörungen werden im Gehirn als Schmerz dekodiert und über vegetativ-efferente und somatomotorische Reflexbögen in die ECM, Organe und Muskulatur zurückgemeldet, worauf dann afferent wieder Schmerzempfindungen in das ZNS gemeldet werden können usw.. Bei länger andauernden derartigen schmerzhaften Rückkopplungen wird bereits im sensiblen Eingangsbereich des ZNS, dem Hinterhornbereich des Rückenmarks, das schmerzempfindliche (nozizeptive) Feld in die nichtnozizeptive Umgebung ausgeweitet. Dies gilt auch für die nozizeptiven Felder im Gehirn. Dies führt zur Bildung selbständiger neuropathischer Bereiche, denen dann keine periphere Sensibilisierung mehr, sondern eine verselbständigte zentralnervöse zugrunde liegt. Die Nervenzelle fungiert hier selbst als Schmerzgenerator, obwohl keine äußere Ursache mehr einwirkt (Übersicht bei Heine 2007a).

Derartige neuropathische Felder können sowohl wesentlich das periphere Schmerzempfinden beeinflussen, wie bei der Fibromyalgie und anderen Erkrankungen des rheumatischen Formenkreises, als auch an chronischen Entzündungen des Magen-Darm Traktes, Asthma und Herz-Kreislaufleiden beteiligt sein. Ein neuropathisches Feld kann auch

2. Chronische Krankheiten

verstärkte Schmerzempfindungen auf noxische Reize (Hyperalgesie) auslösen und z. B. zu einer schmerzhaften Reaktion auf nichtnoxische mechanische und thermische Reize der Haut (Allodynie) führen.

Das Schmerzgeschehen zeigt Rhythmizität im Schmerzempfinden (Chronästhesie). Es ist zwischen 12 Uhr und 15 Uhr am geringsten, am höchsten dagegen in den Nacht- und Morgenstunden. Dies weist auf eine Beteiligung der Grundregulation und damit einer strukturellen Engrammierung des Schmerzes in die ECM, hin.

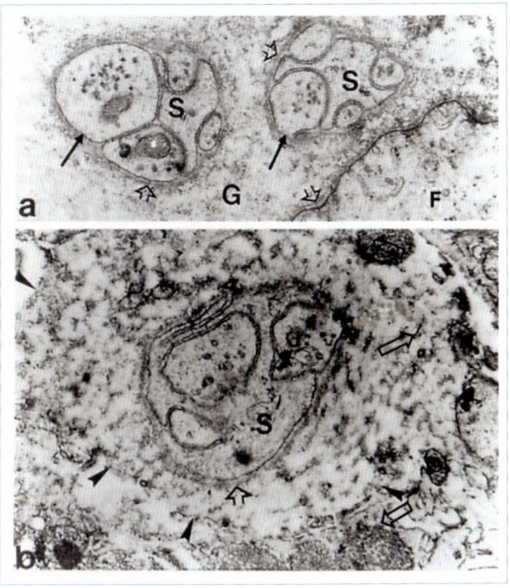

Bereits Harkness (1970) zeigte, dass Gefügestörungen im Kollagen schmerzauslösend sein können. Kollagen stellt einen Biosensor dar, der über seine PG/GAG-Hülle sowohl Beziehungen zu terminalen vegetativen Axonen als auch zu Integrinen der Membran benachbarter Zellen hat (Abb. 12).

Bei Patienten mit Fibromyalgie und Polymyalgia rheumatika (myofasziale Schmerzsyndrome) konnte ultrastrukturell gezeigt werden, dass in den schmerzhaften Bezirken terminale Axone, umhüllt von Kollagenmanschetten, auftreten. Die Kollagenfibrillen weisen dabei durch ihn parallele und dichtest auf Lücke gepackte Struktur eine sehr hohe Ordnung auf. Dies ist auch vom Narbenkollagen bekannt. Da die piezoelektrischen Eigenschaften von Kollagen (elektrischer Strom bei Verdrillung) die negative Ladung der PG/GAG-Hüllen der Fasern kapazitiv festhält, entsteht um

Abb. 12: Subepidermales Bindegewebe einer gesunden Person und eines Patienten mit Fibromyalgie. a Kontrolle. Querschnitt zweier präterminaler Nervenfasern. Die Pfeile weisen auf teilweise aus der Schwannschen Zellhülle (S) ausgefaltete Axone. Eine Basallamina (offener Pfeil) umgibt die Nervenfasern. ECM extrazelluläre Matrix (Grundsubstanz), F Fibroblast b Subepidermales Bindegewebe aus einem schmerzhaften Triggerpunkt der Schulter bei einem Patienten mit Fibromyalgie. Eine hochgeordnete Kollagenmanschette (Pfeilköpfe) umgibt den normal gestalteten Nerv mit drei Axonschnitten. Basallamina (offener Pfeil), Mastzellgranula (geschlossene Pfeile). Orginalvergrößerung Vergr. 23000 fach (Heine 2007).

die „eingemauerten" Axone ein saures Mikro-pH-Milieu, das über membranständige Na+-Ionenkanäle der Axone als Information aufgenommen und zentral als Schmerz dekodiert wird (Reglin und Rückmann 1989, Heine 1995). Auf diese Weise können auch „schlafende" Nozizeptoren geweckt werden. Wird diese Fehlfunktion auf molekularer Ebene lange genug unterhalten, werden mental dauerhafte Schmerzprogramme aufgebaut. Wir sehen hier die Eigentümlichkeit, dass ein Zuviel an morphologischer Ordnung in der ECM genauso als Schmerz bewusst wird wie eine entzündlich chaotisch destruierte ECM.

Die geordnete „schmerzhafte" Kollagenordnung ist Ausdruck einer im terminalen Axonbereich ablaufenden ultrafeinen Entzündung. Denn, wie Abb. 12 zeigt, findet sich um die Kollagenmanschette ein Mikroödem mit eingestreuten Mastzellgranula. Eine Degranulation von Mastzellen kann durch die verschiedenartigsten Moleküle provoziert werden, u. a. durch Katecholamine und Acetylcholin aus terminalen vegetativen Axonen; aber auch durch mit diesen Transmittern vergesellschaftete Neuropeptide wie Substanz P (SP), Prostaglandin E2 und vasointestinales Peptid (VIP).

- Durch die enge Zusammenarbeit zwischen ECM, Immunsystem und ZNS wird verständlich, dass allein durch psychische Alteration in der ECM neurogen ausgelöste Entzündungen initiiert werden können.

In der Genese von chronischen muskuloskelettalen Schmerzen (z. B. „Hartspann") dürfen **somatomotorische Reflexbögen** nicht übersehen werden. Sie können Ausgangspunkt von Störungen im nozizeptiven System sein. Denn anhaltende Erregung von nozizeptiven Afferenzen im Skelettmuskel führt zu einer verstärkten Aktivierung von α und γ-Motoneuronen im Vorderhorn des Rückenmarks. Die fördert im Sinne eines positiven Feedbacks über verstärkte Muskelverspannungen wiederum die Erregung der muskulären nozizeptiven Afferenzen mit Rückkopplung zu den vegetativen Reflexbögen. Schließlich resultiert ein schmerzfördernder Circulus vitiosus (Übersicht bei Heine 2007a).

- Schmerzfreie Ordnung wird in einem Organismus über Erhalt bzw. Wiederherstellung von Rhythmen erreicht. Dies verlangt eine Lebensordnung der „angemessenen" Zeit für Arbeit, Ruhe, Essen und Entspannung (Chronohygiene).

2.1.4 Psychosomatischer Therapieansatz bei chronischen Krankheiten

Der Patient steht häufig unter dem dominierenden Eindruck von Erlebnissen der Hilflosigkeit und des Versagens, die sein Selbstvertrauen und seinen Lebensmut untergraben. Er empfindet sich zeitweise im Umgang mit anderen als behindert, erlebt Schwankungen und Verschlechterungen seines Zustandes, oft im irritierenden Bewusstsein, „unheilbar" krank zu sein. Dadurch ist er anfälliger für depressive Verstimmungen, die ihn häufig in Passivität, Abkapselung und Resignation treiben. Für die Bezugspersonen kommt es u. a. darauf an zu verhindern, dass sich der Patient zu sehr isoliert und ihn zu ermutigen, selbst aktiv zu sein (Peseschkian 2006).

- Kernstück der Patientenführung durch den Therapeuten ist es, dem Patienten immer wieder klarzumachen, dass er nicht hilfloses Opfer seiner Krankheit ist, sondern selbst eine Schlüsselstellung im Kampf gegen ihre Folgen hat. Durch positive Anteilnahme kann das oft bedrohte Selbstwertgefühl des Patienten gestärkt werden. Aktualfähigkeiten wie Geduld, Zeit, Kontakt, Vertrauen, Zutrauen und Hoffnung spielen im Umgang mit dem Kranken, vor allem auch in der Arzt-Patient-Beziehung, eine entscheidende Rolle (Peseschkian 2006).

Setzt man experimentell Patienten mit rheumatoider Arthritis mit deren Einwilligung einem konfliktzentrierten Interview (mit Betonung zwischenmenschlicher Probleme) aus, die aggressive Gefühle erzeugen, zeigte sich im Bereich um die erkrankten Gelenke ein deutlich höherer Muskeltonus als bei Gesunden. Psychosozialer Stress stellt daher eine wesentliche Ursache von rheumatischen Beschwerden und begleitenden Depressionen dar (Gesman et al. 2006). Durch positive Psychotherapie kann der Patient lernen, dass er mit seinen eigenen Fähigkeiten Konflikte und Spannungen verarbeiten kann. Dadurch eröffnen sich alternative Sichtweisen für den Patienten und damit die Möglichkeit, seine Beschwerden in einem größeren Zusammenhang zu sehen. Das ermöglicht dem Patienten mit größerem Verständnis auf sein Leiden zu reagieren (Gesman et al. 2006).

2.2 Übersicht

Chronische Krankheiten sind Adaptationen an neue, aber unphysiologische Regelprozesse. Sie dürfen nicht dem am nächsten kommenden akuten Syndrom zugeordnet und dann entsprechend falsch behandelt werden. Ein wesentlicher Promotor, durch den sich aus Befindensstörungen eine chronische Krankheit entwickeln kann ist psychosozialer Stress. Dabei kommt es zu Einbußen der Biorhythmik. Eine Besonderheit in der Evolution des Menschen ist der enge Zusammenhang zwischen den Gehirnzentren für physisch und psychosozialen Schmerz Dies ist der Hintergrund für die Somatisierung psychischer Irritationen, wie sie vor allem im rheumatoiden Formenkreis und den entzündlichen Darmerkrankungen deutlich werden. Therapeutisch muss daher bei chronisch Kranken sehr genau der psychosoziale Hintergrund evaluiert werden. Chronische Krankheiten weisen stets eine gestörte immunologische Toleranz zugunsten entzündungsfördernder T-Lymphozyten auf. Von besonderer Bedeutung für die immunologische Toleranz ist der psycho-neuro-immuno-entero-endokrine Komplex (PNIEE-Komplex). Zur Regenerierung der immunologischen Toleranz hat sich therapeutisch die Anregung einer immunologischen Beistandsreaktion mit „low dose Antigenen" als sehr vorteilhaft erwiesen. Dazu gehören: Phytotherapeutika, niederpotenzierte Homöopathika, Antihomotoxika, Isopathika, Vakzinen und Eigenblutbehandlung. Auch Ernährungsumstellung kann hilfreich sei. Bedeutsam ist die Unterscheidung von Allergien und den weit verbreiteten Intoleranzreaktionen („Pseudoallergien"). Im Unterschied zu allergischen Reaktionen beruhen Intoleranzreaktionen trotz aller Ähnlichkeit nicht auf immunologischen Mechanismen. Jedenfalls muss in der Patientenführung bei chronisch Kranken der Therapeut den Patienten klarzumachen versuchen, dass er nicht hilfloses Opfer seiner Krankheit ist, sondern selbst eine Schlüsselstellung im Kampf gegen ihre Folgen hat.

3. Altern

Literatur über Besonderheiten des Alters liegt schon in der griechisch-römischen Antike vor. Sie formierte sich in wohlhabenden, gebildeten Kreisen als eine Rhetorik der **Altersverteidigung**. In Ciceros Schrift „Cato maior de sencectute" (Cato der Ältere über das Alter; 44 v. Chr.) findet sich das Bonmot der kynischen Philosophie, dass jeder alt werden, jedoch keiner alt sein will. Diese Schriften verweisen auch bereits auf die Eigenverantwortlichkeit für ein Gelingen des Alterns: „Man soll jedoch nicht nur den Körper stärken, sondern noch viel mehr die Denkkraft, den Geist" (Übersicht bei Schäfer und Moog 2005).

Damit sind bereits die wesentlichen Positionen umrissen, die sich etwa 200 Jahre später bei Galen zu einer eigenen Lehre vom gesunden Altern verdichten, dargestellt in der Schrift „Über die Gesundheit". Darin stellt er dar, dass das Alter ein Mittelding zwischen Krankheit und Gesundheit sei, mit einem Zustand einer „labilen Gesundheit" (Galen, zit. n. Schäfer und Moog 2005). An dieser Einschätzung hat sich bis zum Beginn des 20. Jahrhunderts nichts geändert. Im Zentrum stand eine präventive und therapeutische Lebensgestaltung („Diätetik"), die den physiologischen Gegebenheiten entsprechen sollte. Sie beschränkte sich nicht nur auf Ernährungsregeln, sondern zielte auf eine weitreichende Beeinflussung von Verhalten und Umwelt alternder Menschen, wie die Wahl von Wohnort, Heizung, Kleidung, Gymnastik, Massagen und Bäder. Empfohlen wurden auch ein geregelter Wechsel von Schlaf- und Wachzeiten, regelmäßige Ausscheidungen sowie geschlechtsspezifische Ratschläge. Die Problematik war jedoch nicht primärer Natur, da in der frühen Neuzeit nur etwa 5% eines Jahrganges das 60. Lebensjahr erreichten (Schäfer und Moog 2005).

Der im Jahr 1909 nach Amerika ausgewanderte österreichische Arzt Ignaz Nascher (1863–1944) prägte den Begriff „geriatrics" (Altersheilkunde). Naschers Konzept einer **Geriatrie**, die in alten Menschen primär nicht Patienten, sondern eine besonders zu betreuende Altersgruppe sieht, entstand als Gegenbewegung zur klinisch-pathologischen Medizin des 19. Jahrhunderts, die den alten Menschen aus dem Blickwinkel des Krankhaften und Verfallenden sah. Nascher hingegen betonte, dass die natürliche Involution bis hin zum Alterstod eine interdisziplinäre Vernetzung und Optimierung der Therapien für Hochbetagte verlange. Die Institutionalisierung der Geriatrie erfolgte erst nach dem zweiten Weltkrieg aufgrund der jetzt deutlich erkennbaren demographischen Entwicklung hin zu verlängerter Lebenszeit. Dies ist Folge verbesserter sozialer, ökonomischer und hygienischer Verhältnisse sowie altersunabhängiger, neu entwickelter Behandlungsmöglichkeiten (Schäfer und Moog 2005).

Die Geriatrie, als interdisziplinäre Wissenschaft, hat in der **Gerontologie** eine über die Medizin hinausgehende Bedeutung. Es handelt sich um die Einbeziehung sozialer, rechtlicher, kultureller, theologischer und philosophischer Fragen.

Das Alter, die Lebensphase ab 60 Jahren, ist daher vorurteilsfrei als eigenständiger Lebensabschnitt zu betrachten. Zu dessen Gestaltung entsprechende Möglichkeiten anzubieten, wird zum vordringlichsten Problem für einer überalternde Bevölkerung.

- Altern ist weder eine Krankheit noch ein Indikator für unvermeidbares Siechtum.

3.1   Altern aus Sicht der Grundregulation

Thoma (1886) hatte bereits den Kern des Problems „Altern" getroffen, wenn er feststellte: „Der Mensch ist so alt wie seine Gefäße". Sie stehen im Zentrum des Alterungsprozesses. Das Thoma-Zitat beleuchtet die Tatsache, dass sämtliche Risikofaktoren, denen der Mensch ausgesetzt ist, sich in arteriosklerotischen und auch nekrotischen Zelluntergängen glatter Muskelzellen der Gefäßwand (Medianecrosis disseminata, sog. Adrenalinnekrose) niederschlägt (Heine 2005). Der Mensch ist nämlich zu hoher geistig-psychischer Repräsentanz gelangt, ohne dass sein aus stammesgeschichtlicher Sicht primitiver Kreislauf hätte Schritt halten können (Heine 2005). Altern und Bluthochdruck sind die beiden Hauptkomponenten des kardiovaskulären Risikos. Normotoniker im 55. Lebensjahr haben ein 90% iges Risiko, während ihres weiteres Lebens eine Hypertonie zu entwickeln (Linß 2009).

- Auch bei Personen im Alter von 80 Jahren und darüber profitieren von einer antihypertensiven Therapie, vor allem von einer Fixkombination aus Indapamid und Perindopril (Linß 2009).

Nach Bürger (1957) stellt sich der Alterstod als Herz-Kreislauf-Versagen aufgrund einer **„Physiosklerose"** dar. Da Sklerosen entzündliche Prozesse zugrunde liegen ist Altern global als subklinischer entzündlicher Prozess zu verstehen (Heine 2002, 2005, 2007a). Da-

3. Altern

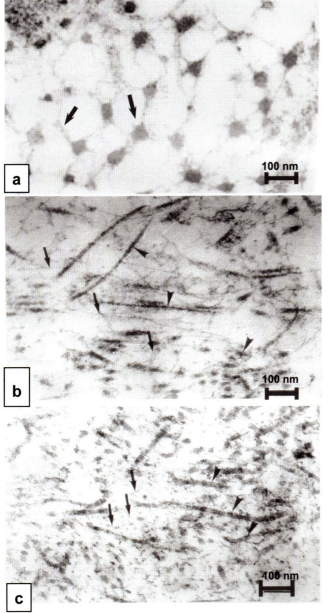

a 3 Jahre altes Kind. Klare Netzstruktur der globulär erscheinenden Proteoglykane (Pfeil) und die sie verbindenden feinen Stränge aus Hyaluronsäure (GAG).

b 63 Jahre alte gesunde Frau. Kollagenzunahme (Pfeilköpfe) und Abnahme sowie Verfeinerung des Proteoglykan/Glykosaminoglykan (PG/GAGs)-Netzes.

c 63 Jahre alte Frau mit metabolischem Syndrom. Neben „verwaschenen" Kollagenfibrillen (Pfeilköpfe) finden sich überall im PG/GAG Netz feine Niederschläge (Pfeile), die durch nichtenzymatische Glykosilierung bei Glukoseverwertungsstörungen und Peroxidation durch Sauerstoffradikale entstehen („advanced glycation end products"). Maßstab 100 nm.

Abb. 13: Ultrastrukturelle Veränderungen der subepidermalen ECM im Alter. Schwermetall (Rutheniumrot) Kontrastierung der Zuckerkomponenten in der ECM.

mit stimmt überein, dass gegenwärtig Organfibrosen, obwohl häufig nicht erkannt, für jeden zweiten Todesfall verantwortlich gemacht werden (Übersicht bei Kaulen 2006).

Um Altern im Sinne einer Altersgesundheit zu verstehen und zu beeinflussen, ist es notwendig die multifunktionellen Bedingungen des Alterungsprozesses besser zu verstehen. Nur das System der Grundregulation erlaubt eine Zusammenschau dieser Teilaspekte und damit gezielte Präventionsmöglichkeiten.

- Da alle Regelkreise das qualitative Moment des Zwecks haben, kommt es nicht so sehr darauf an, wie alt man wird, sondern **wie** man alt wird.

Von Ernährungswissenschaftlern (Kollath 1981, Anemüller 1993) wurde stets darauf hingewiesen, dass es für alte Menschen keine Diätvorschriften im Sinne einer Krankenkost geben könne.

- Gesichert ist jedoch, dass die Seniorenkost an Energie reduziert sein muss (Kalorienrestriktion), dafür aber reich an Mikronährstoffen (Vitamine, Mineralien, Spurenelemente), reduzierenden Elementen z. B. weitgehend naturbelassenen Lebensmitteln (Vegetabilien nur garen, nicht kochen!). Grünes Gemüse ist säureneutralisierend, (evtl. müssen Basica gegeben werden). Auf ausreichende Flüssigkeitszufuhr (2 Liter am Tag!) ist unbedingt zu achten (Übersicht bei Heine 2007a).

Die sich zunehmend über alle Gefäßprovinzen ausbreitende Physiosklerose bedingt eine generelle Ischämie mit geringerer Sauerstoffversorgung aller Gewebe und Organe. Dies führt zu entsprechenden alterskonformen („physiopathologischen") Funktionsminderungen und strukturellen Involutionen der Organe mit Verschlackung der ECM (Abb. 13). Der daraus resultierende globale proinflammatorische Prozess begünstigt die schleichende Entwicklung von Organfibrosen. Wobei ohnehin im Alternsprozess eine vermehrte Zunahme von feinfibrillärem Kollagen erfolgt (Abb. 13).

Für die funktionelle Minderleistung der Organe im Alter lassen sich folgende übergeordnete Gesichtspunkte herausstellen (Anemüller 1993, Cassel et al. 1997):

- Verringerte Enzymaktivitäten (z. B. Verdauungsenzyme und Enzyme der ECM-Bildung).

3. Altern

- Nachlassende Leistungskapazität des Leberparenchyms mit verschlechterter Regulation der Blutlipide

- Gesteigerter Abnahme des Abwehrsystems, der Gerinnungs- und Agglutinationsbereitschaft der Blutzellen und Thrombozyten.

- Störung der mikrobiellen Zusammensetzung im Verdauungstrakt, einschließlich der Mundhöhle (mit der Gefahr der Absiedelung pathogener Keime in die Lunge).

- Zunehmende Glukoseverwertungsstörungen mit der Folge eines Diabetes Typ II.

- Nichtenzymatischer Glykosilierung aller Zuckerkomponenten in der ECM mit Abfangen von Endprodukten des Eiweiss- und Purinstoffwechsels („Verschlackung").

- Verstärkung dieser Prozesse durch oxidativen Stress und Gewebsazidose.

- „Down"–Regulation der Calcium-ATPase des sarkoplasmatischen Retikulums mit entsprechender Störung der diastolischen Myokardfunktion sowie Verschiebung von αMyosin in die langsamere β-Myosinisoform.

- Abnahme der Menge und Kapillarisierung der Skelettmuskulatur.

- Abnahme der Mitochondrien und deren Aktivität mit verringerter Fettsäure-Oxidation.

- Einschränkung der Lungenfunktion auf verschiedenen Ebenen wie Ventilation, Diffussion und Perfusion.

- Störungen der Funktion des Zentralnervensystems durch Abbau von Neuriten, Dendriten und Synapsen.

Die altersbedingte Abnahme des Stoffwechselumsatzes bei gleichzeitig zunehmendem oxidativen Stress mit Erhöhung der Körpertemperatur führt zur Appetitzunahme, zu verstärkter Verschlackung der ECM und Zunahme der Physiosklerose der Arterien (Übersicht bei Heine 2007a).

Tab. 11: Altersveränderungen (Immunseneszenz) immunkompetenter Zellen, Zytokine und Membranrezeptoren (nach Heine 2002)

	Abnahme	**Zunahme**
T-Lymphozyten	• Zahl reaktiver T-Zellen • Zahl der auf Mitogene reagierenden Zellen • Teilungsbereitschaft • Expression frühreagierender Gene • Sensibllität gegenüber aktivierenden Signaltransduktion • Zielerkennung zytotoxi-scher T-Zellen • T-Helferzellen	• Zahl der „Gedächtnis"-T-Zellen • Unterstützung der Produktion unspezifischer Antikörper
B-Lymphozyten	• Fähigkeit zur Bildung von B-Zell-Klonen • Vorstufen im Knochenmark • Produktion spezifischer Antikörper	• Monoklonale Gammopathien • Autoimmunerkrankungen
Unspezifisches Immunsystem		Neutrophile, Basophile, NK-Zellen (Makrophagen/-Monozyten und Eosinophile bleiben gleich)
Zytokine/ löslicher Zytokinrezeptor	• Interleukin-2 • Interleukin-2 Rezeptor • Interferon-α und -β	• Interleukin -1, -4, -6, -10 • Tumornekrosefaktor-α
Reduktion verschiedener Membranrezeptoren	• CD25 (IL-2 Rezeptoren) auf T- u. B-Zellen sowie akt. Makrophagen • CD71 (Transferrinrezeptor) auf T- u. B-Zellen sowie akt. Makrophagen • HLA-DR (Selektion u. Aktivierung von T4-Zellen)	

3. Altern

Tab. 12: Ausgewählte Labordiagnostik bei Autoimmunerkrankungen (nach Heine 2006)

Addison-Krankheit	AAK gegen Nebennierenrinden-Antigene (NNR-AK)Zunahme
autoimmunhämolytische Anämie	Phagozytose von antikörpersensibilisierten Erythrozyten, Wärme-AAK, Kälte-AAK
bullöses Pemphigoid	Komplement in Basalmembranen der Haut
chronisch aggressive Hepatitis	AAK gegen Lebermikrosomen (LKM)
Colitis ulcerosa	AAK gegen Darmepithel ?
Diabetes mellitus	Inselzell-AAK (ICA)
Glomerulonephritis	AAK gegen Basalmembranen der Glomerula
Goodpasture-Syndrom	AAK gegen Basalmembranen von Lunge und Niere (GBMA)
Guillain-Barré-Syndrom	AAK gegen Myelin ?
Hashimoto-Thyreoiditis	AAK gegen Thyreoglobulin (TGAK) und Thyreoidea-Mikrosomen-Antigene (TMAK)
idiopathische thrombozytopenische Purpura (ITP), Morbus Werlhof	Phagozytose von antikörpersensibilisierten Thrombozyten, Thrombozyten-AAK
Immunenzephalitis	AAK gegen Hirngewebe
Insulinresistenz	Insulinrezeptor-AAK (IRA)
mixed connective tissue disease (MCTD)	ANA, Anti UI-RNP-AK
Morbus Crohn	ANA gegen Retikulinfasern (Retikulin)
Multiple Sklerose	AAK gegen Myelin; virale Auslösung ?
Myastenia gravis	Acetylcholin-Rezeptor-AAK (AchRA)
Pemphigoid	AAK gegen Basalmembranen der Haut
((EBMAK)	Pemphigus
AAK gegen Basalmembranen der	Haut
Perniziöse Anämie	AAK gegen Intrinsic Factor und Mukosazellen (PCA)

Addison-Krankheit	AAK gegen Nebennierenrinden-Antigene (NNR-AK)Zunahme
primäre Leberzirrhose	AAK gegen Lebermitochondrien-Antigene (AMA)
Polymyositis	ANA, Anti-Jo I, Anti-PMI
rheumatische Arthritis	AAK gegen Herzmuskel (HMA)
Sjörgren-Syndrom	Deposition von Immunkomplexen
Sklerodermie	Antikörper gegen SCL 70
sympathische Ophthalmie	AAK gegen chorioidale Melanozyten
systemischer Lupus erythematodes (SLE)	AKK gegen Cardiolipin (ACLA), Zellkernantigene (ANA), native Doppelstrang-DNS (dsDNS), Einzelstrang-DNS (ssDNS)
Thyreotoxikose	TSH-Rezeptor-AAK (TRAK)
Urtikaria, atopische Dermatitis, Asthma	IgE-Antikörper
Uveitis-Sarkoidose, Behcet-Syndrom	AAK gegen die Uvea ?
Vaskulitis	AAK gegen Melanozyten
VitiligoAKK gegen Melanozyten Wegener-Granulomatose	Zytoplasmatische Antigen in neutrophilen Granulozyten (c-ANCA), Proteinase-AK

Gleichzeitig werden dabei dem Knochen Kalzium und andere Mineralien entzogen bis hin zur Osteoporose (Tab. 13). Der Knorpel wird aufgrund der Synthese verkürzter PG/GAGs qualitativ und quantitativ minderwertig mit Begünstigung der Entwicklung von Arthrose und Abnahme der Bandscheibendicke. In der die inneren Organe und Gefäße umgebenden ECM wird vermehrt Fettgewebe gebildet. Dabei hat das **viszerale Fettgewebe** normalerweise regelnde endokrine Funktionen, da es verschiedene **Adipokine** bildet, u. a. Leptin, Tumornekrosefaktor-alpha (TNFα) und Plasminogenaktivator-Inhibitor-1. Diese Moleküle spielen eine wichtige Rolle in der Homöodynamik, falls sie aber altersbedingt nicht entsprechend geregelt werden (z. B. bei Fettleibigkeit), stören sie den Insulinstoffwechsel und fördern das metabolische Syndrom sowie die Entwicklung von Arteriosklerose (Fukuhara et al. 2005).

Tab. 13: Formen der primären und der sekundären Osteoporose (nach Ziegler 2001, verändert)

Osteoporose-Typ	Formen
Primäre Osteoporose	• Postmenopausal Typ I (trabekuläre Knochen betroffen: Wirbelfraktur) • Postmenopausal Typ II (senile Osteoporose, auch kompakter Knochen betroffen: Schenkelhalsfraktur) • beim erwachsenen Mann

sekundäre Osteoporose	1. Endokrinologisch verursachte Osteoporose
	  • Sexualhormonmangel
	  • Glucocortcoidexzess (endogen, exogen)
	  • Hyperthyreose
	  • Hyperparathyreoidismus
	2. im Rahmen komplexer Osteopathien
	  • gastroenterologische Ursachen (Malnutrition, z. B. Anorexie, Malabsorption, Malassimilation)
	  • besondere Formen der renalen Osteopathie
	3. im Rahmen neoplastischer Erkrankungen
	  • multiples Myelom
	  • Mastozytose
	  • Myeloproliferative Erkrankungen
	4. Entzündungen (Beispiele)
	  • Chronische Polyarthritis
	  • Entzündliche Darmerkrankungen
	5. im Rahmen hereditärer Erkrankungen
	  • Osteogenesis imperfecta
	  • Andere Kollagenkrankheiten
	6. Reduktion der statischen Kräfte am Knochen
	  • Immobilisation
	  • Schwerelosigkeit

Befindensstörungen – Chronische Krankheiten – Altern

Bei den **Sinnesorganen** ist ebenfalls eine alternsbedingte Funktionsminderung zu beobachten. Auch hier sind es Veränderungen der ECM insbesondere durch Sauerstoffradikalionen und Kollagenzubildung. Im **Auge** entwickelt sich durch Elastizitätsverlust der Linse die Altersweitsichtigkeit (**Presbyopie**), gleichzeitig nimmt die Akkomodationsfähigkeit ab. Weitere Probleme ergeben sich durch **Kataraktbildung** (Linsentrübung, „grauer Star") und **Makuladegeneration** (Makula, Stelle des schärfsten Sehens in Netzhaut des Auges). Das **Gehör** ist vor allem durch **Presbyakusis** (Altersschwerhörigkeit durch Verlust des Hörens hoher Frequenzen) betroffen.

Verminderung der motorischen Aktivität und Erinnerungsverluste hängen eng mit dem verschlechterten Blutzustrom zum ZNS zusammen. Im **Gehirn** vermindern sich dadurch generell die Dendriten und Dendritenzweige der Nervenzellen und damit das wichtigste interzelluläre neuronale Informationssystem, die Synapsen.

In den paarigen **Basalganglien** des Endhirns (Telencephalon), den großen vermittelnden Kerngebieten zwischen allen zum Gehirn auf- und absteigenden Bahnen, werden weniger Neurotransmitter gebildet, auch die Neurotransmitterrezeptoren der postsynaptischen Membran nehmen ab. Im **Hippocampus** schwindet mit Rückbildung cholinerger Fasern wichtige Verknüpfungen von Lern-, Gedächtnis- und Verhaltensfunktionen. Aufgrund der alternsbedingt veränderten Stoffwechselverhältnisse treten in der weißen Substanz (myelinisierte Nervenfasern) des Gehirns Amyloid-beta-Plaques auf, die, wenn sie ein bestimmtes individuelles Ausmaß überschreiten, zur Alzheimer Demenz führen.

Im Hormonhaushalt zeigt die alternsbedingte Abnahme des Melatoninplasmaspiegels, dass externe Reize wie Temperatur, Licht, Antigene, klimatische Bedingungen und elektromagnetische Felder nicht mehr ausreichend mit internen Reizen (Schlaf-Wach-Rhythmus, psychogene Reize, Keimdrüsenfunktion) abgestimmt werden können (Fontenot und Levine 1995). Dazu passt, dass auch der Dehydroepiandrosteron (DHEA)-Plasmaspiegel absinkt, mit funktioneller Abnahme in den reproduktiven Organen. Beim Mann sinkt die Testosteronbildung ab, wodurch die Entwicklung einer benignen Prostatahyperplasie begünstigt wird und die Gefahr der Entwicklung eines Prostatakarzinoms zunimmt. Bei der Frau fällt der Östrogenspiegel; gleichzeitig führt die abnehmende Funktion der Hypothalamus-Hypophysen-Gonaden-Achse schließlich zur Menopause. Damit ist eine Abnahme von Gonadrotropin verbunden, das aus drei Hypophysenvorderlappenhormonen zusammengesetzt ist: **FSH** follikelstimulierendes Hormon, **LH**

3. Altern

Luteinisierungshormon, **LTH** Luteotropes Hormon. Dadurch erhöht sich die Gefahr für Brust-, Ovarial- und Uteruskarzinome (Evans und Clarke-Pearson 1997).

3.2 Altern als Stressgeschehen

Allein das Zusammenwirken im Körper von Wachstum, Reproduktion und somatischer Stabilität stellt ein, wenn auch physiologisches Stressereignis dar mit ständiger Radikalenbildung (ROS; Reactive Oxygen Species). Der Preis dafür ist ein fortschreitender Alternsprozess (**Radikalentheorie des Alterns**) (Hekemi und Guarante 2003) Hauptquelle für ROS ist die mitochondriale Atmungskette und die oxidativen Enzyme in den Membranen des endoplasmatischen Retikulums (z. B. Cytochrom P450 (CYP) Enzyme). Durch ROS werden nicht nur Mitochondrien geschädigt, sondern auch deren mitochondriale DNA (mtDNA). Daraus ergeben sich Störungen der Atmungskette, des Zitronensäurezyklus und der Lipidverstoffwechselung (beta-Oxidation). Besonders betroffen sind davon die speziell glukoseabhängigen Organe Muskulatur und Leber mit Anhäufung von Lipiden im Zellplasma wodurch der alterungsbedingten Insulinresistenz (Altersdiabetes) Vorschub geleistet wird. In Zellen, die sich nach der Geburt nicht mehr teilen, wie den Nervenzellen, aber auch in Muskelfasern und vielen anderen Zellformen entsteht aus diesen nicht verstoffwechselten Lipiden das den Zellstoffwechsel störende Alterspigment (**Lipofuszin**). Zusätzlich nimmt die Zahl der Mitochondrien im Alter ab (Petersen et al. 2003). Der subakute proinflammatorische Status der alternden Grundregulation („**inflammaging**", Giunta 2006) führt zu erhöhten Akutphaseproteinen wie reaktives Protein, Plasminogen und TNFα. Letzterer steigert zusätzlich die Insulinresistenz (Übersicht bei Heine 2002).

ROS haben aber auch gute Eigenschaften. Sie sind u. a. in die Regulation der Signaltransduktion von Wachstumsfaktoren eingeschaltet (Hasty 2003). ROS werden normalerweise durch detoxifizierende Enzyme (u. a. Dismutasen, Peroxidasen, Glutathion) in Schach gehalten. Hohe ROS-Detoxifizierung und niedrige ROS-Produktion sind daher ein wesentliches Faktum für Langlebigkeit.

Um gegen oxidativen Stress gesichert zu sein, muss es ein genetisches Programm geben, das den exogen und endogen verursachten Zellstress durch Bildung entsprechender Signalproteine so aufeinander abstimmt, dass Altern überhaupt möglich wird.

- Ein derartiges „Langlebigkeitsprotein" wurde in Sirtuin1 (SIRT1 „Silent Information Regulator") gefunden. (Hekimi und Guarente 2003).

Sirtuin1 ist ein stammesgeschichtlich stark konservatives Protein, das sich im gesamten Tierreich findet (Übersicht bei Hekimi und Guarente 2003). Das Gen für SIRT1 ist eine Deazetylase, die die Expression von Genen ermöglicht, die sämtlich in Beziehung zum Alterungsprozess stehen (Hekimi und Guarente 2003). In Säugetierzellen bindet SIRT1 u. a. an das Tumorsuppressoren p53 und deazetyliert es. Dadurch werden Gene herabreguliert, die die Apoptose von Zellen („Zelluntergang") anregen. Eine schleichende Apoptose vieler Zellen durch schädigende Agentien (Mikroben, organische Umweltgifte, Stress) wird dadurch vermindert und Organfunktionen erhalten. Allerdings besteht dadurch auch im Alter eine erhöhte Gefahr der Zellentartung (z. B. Krebsentwicklung) (Hekimi und Guarente 2003).

SIRT1 benötigt den Cofaktor NAD (Nikotinamid-Ademin-Dinukleotid). Dadurch wird SIRT1 an den gesamten Zellmetabolismus angeschlossen. Denn das Redoxpaar NAD^+: $NADH$ ist praktisch an allen Enzymreaktionen in der Zelle beteiligt.

- SIRT1 wird auch unter Kalorienrestriktion (KR) aktiviert.

Unter KR führt SIRT1 u. a. zu einer verbesserten physikalischen Leistungsfähigkeit, vor allem der Muskelkraft (Hill et al. 2003). KR sollte daher besonders bei älteren Menschen immer mit Bewegung verbunden sein. Nach Hill et al. (2003) reicht dazu bereits ein täglicher Spaziergang von 15 bis 20 Minuten aus. Für den Erhalt der Selbständigkeit und Mobilität älterer Menschen ist die Förderung der Muskelkraft (messbar durch Handkraft) von zentraler Bedeutung. Im Rahmen des Alterungsprozesses tritt nämlich regelhaft ein Verlust von Muskelmasse und Muskelkraft (Sarkopenie) auf. Denn der inflammaging-Prozess fördert den Proteinkatabolismus. Dies ist häufig mit Gewichtsverlust verbunden als Ausdruck einer negativen Energiebilanz (zuwenig Aufnahme von Eiweiß, Vitaminen und Mineralstoffen). Dadurch werden Komorbiditäten und funktionelle Einschränkungen gefördert. Die geschilderten Phänomene werden als „Frialty Syndrom" zusammengefasst (Bauer et al. 2008).

3. Altern

- Aus Sicht der Ernährung sollten vermehrt antientzündliche Omega-3 Fettsäuren (Fisch!) zugeführt werden. Der oxidative Stress kann durch Antioxidation mit ausreichend Obst und Gemüse zurückgedrängt werden. Mit Vitamin D kann die Osteoporose und Sarkopenie verzögert werden.

Experimentell hat sich bei allen tierischen Zellen zeigen lassen, dass bei Mutationen im SIRT1-Gen oder bei Verminderung von NADH der KR-Effekt erlischt (Hekimi und Guarente 2003, Saunders und Verdin 2009). SIRT1-NAD:NADH stellt einen wesentlichen Sensor extra-intrazellulärer Stoffwechselereignisse dar und bildet das Zentrum übergeordneter sogenannter **heterochroner Genorte**. Diese sind in einem regulatorischen Zirkel (**"heterochroner Kreis"**) gekoppelt, mit zeitlicher Abstimmung der Organfunktionen zueinander. Die Gene dieses Zirkels sind in die Programme für Zellteilung, -migration und -differenzierung eingeschaltet (Antebi 2005, Boehm und Slack 2005).

An der verbesserten Funktion von Mitochondrien unter KR ist auch Stickoxid (NO) beteiligt. Denn NO fördert die Vermehrung von Mitochondrien und damit die ATP-Bildung. Der zelluläre Energiehaushalt benötigt daher NO. Darüber hinaus ist NO ein Neurotransmitter. Weiter ist NO zuständig für die Regulation der Gefäßkontraktion und hemmt Entzündungen (Nisoli et al. 2005). NO entsteht aus der Aminosäure L-Arginin durch das Enzym Stickstoffsynthetase. Dieses Enzym kann konstitutiv, d. h. permanent in einer Zelle gebildet werden (eNOS oder NOSI) oder je nach Bedarf induziert werden (iNOS). Hauptquelle von NO in der ECM sind das Gefäßendothel und Makrophagen, vorausgesetzt es steht der Zelle genügend L-Arginin zur Verfügung (Vollmar 1996).

- Da Altern einen proinflammatorischen Prozess darstellt, kann aus biologisch-medizinischer Sicht die L-Argininzufuhr (z. B. Hülsenfrüchte oder orthomolekulare Zufuhr) den Alternsprozess verzögern.

Mit zunehmendem Alter treten vermehrt Glukoseverwertungsstörungen auf. Freie Glukose ist für die ECM höchst gefährlich, da sie nichtenzymatisch an alle Zucker der ECM-Komponenten bindet. Die dabei gebildeten Glukose-Zuckerverbindungen lagern sich, gefördert durch ROS, zu unlöslichen komplizierten organischen Verbindungen um, die sogenannten Advanced Glucation Endproducts (AEGs). Sie haben wesentlichen Anteil an der Verschlackung der Grundsubstanz (Übersicht bei Heine 2007a) (Abb. 13). Sehr deutlich wird dies bei AGE-Bildung entlang der Schwann'schen Zellhülle peripherer Nerven und auf der Membran „nackter" Axone, wo AGEs diffuse schmerzhafte Neuropathien auslösen, wie sie vor allem von Diabetikern bekannt sind (Heine 2002). Dadurch wird der Alterungsstress gefördert mit Kollagenzubildung, Abnahme der spezifischen Abwehrfunktionen und Zunahme von Autoimmunerkrankungen (Heine 2002).

Dem alterungsbedingten Stress begegnet der Körper durch Abnahme der Serumspiegel von Wachstumshormon (GH), Thyreoidea-stimulierendes Hormon (TSH), Prolactin, Insulinabhängiger Wachstumsfaktor-1 (IGF-1) und Insulin (Longo und Finch 2003). Durch Zunahme des sexualbindenden Hormons im Alter wird auch vermehrt Testosteron gebunden und inaktiviert. Die Östrogenabnahme bei der Frau führt zur Menopause (Longo und Finch 2003). Zum Erhalt des Organismus wird daher die stark energieverbrauchende Reproduktionszeit verkürzt bzw. bei der Frau völlig eingestellt. Schließlich ist, gemessen an der Bedeutung für das physische und psychische Überleben, auf Reproduktion am ehesten zu verzichten, wie dies von längerem Hungern und nichtkompensierbarem Stress seit langem bekannt ist. Alterungsbedingt nimmt daher die GH/IGF-1/Insulin-Achse ab und die alternsbedingten Krankheiten (Diabetes Typ II, Arteriosklerose, Demenz u. a. m.) zu (Übersicht bei Longo und Finch 2003). Altern enthält also trotz aller exogenen und endogenen Einflüsse ein genetisches Programm.

- Wird die Abnahme der GH/IGF-1/Insulin-Achse künstlich hoch gehalten, z. B. durch Zufuhr von GH, Medikamente und operative Eingriffe, erhöhen sich Morbidität und Mortalität (Longo und Finch 2003).

Bei jungen Menschen und Erwachsenen führt ein GH-Mangel zu verringerter Lebenserwartung und ist gekoppelt an die Zunahme des Körperfetts, verminderter Muskel- und Knochenmasse, Verhaltensproblemen, erhöhtem Risiko für Hochdruck, Insulinresistenz und vorzeitiger Bildung von Arteriosklerose (Faßbender et al. 2005).

Der häufige Einsatz von GH als „antiaging"-Hormon ist daher sehr zweischneidig, da das Hormon in der Peripherie mit IGF-1 und Insulin gekoppelt ist. Antiaging-Effekte einer GH-Supplementierung konnten nur bei kurzfristiger Anwendung bei 60- bis 80-Jährigen mit sehr niedrigem GH-Plasmaspiegeln beobachtet werden. Chronische GH-Zufuhr fördert dagegen Altersleiden und Tumorentwicklung (Übersicht bei Longo und Finch 2003).

Für die Evolution des Menschen liegt der Sinn des Alterns offenbar darin, über eine bestimmte Zeit nach der Reproduktionsphase Erfahrungen weitergeben zu können. Bei allen anderen Lebewesen sind dagegen die Langlebigkeitsgene für eine möglichst lange Reproduktionszeit aktiv. Allerdings lassen sich in der aufsteigenden Primatenlinie zunehmend reproduktionsfreie Altersphasen beobachten (Liebermann und Eisenberger 2009).

- Biologisch-medizinisch gesehen ist Stressabbau, Kalorienrestriktion und Erhalt der Nährstoffdichte der beste Weg die GH/IGF-1/Insulin-Achse in altersgerechter Funktion zu halten.

3.3 Immunologie der alternden Grundsubstanz (ECM)

Die gealterte ECM ist vor allem aufgrund vermehrter ROS und AGEs latent azidotisch. Dadurch wird das Gleichgewicht zwischen entzündungshemmenden Zytokinen (TGF-β, IL-4, IL-10) zugunsten proinflammatorischer (TNFα, IL-1, IL-6) verschoben. Dazu gehören auch die aus Zellmembranen gebildeten entzündungsfördernden Prostaglandine und Leukotriene.

Im Alter wird von Makrophagen/Monozyten u. a. vermehrt Prostaglandin E2 (PGE2) gebildet. Zusammen mit dem Sympathikus kontrolliert PGE2 die blutzellbildenden Zellvorstufen im Knochenmark. Eine altersbedingte Zunahme von PGE2 bei gleichzeitiger Abnahme der Sympathikusaktivität führt daher zu einer allmählichen Drosselung des blutzellbildenden Knochenmarks. PGE2 ist gleichzeitig ein Inhibitor der T-Zellproliferation (Tab. 11). T-Zellen bei Älteren sind empfindlicher gegenüber PGE2 als bei Jüngeren. Bei Älteren ist auch die Apoptose der T-Helferzellen erhöht (Burns und Goodwin 1997).

Bedeutsam ist, dass die Zellen des **angeborenen, unspezifischen Immunsystems** (Makrophagen/Monozyten; natürliche Killerzellen (NKs); neutro-, eosino- und basophile Granulozyten) im Alter nicht abnehmen, im Unterschied zu den Zellen des **erworbenen, adaptiven Immunsystems** (T- und B-Lymphozyten) (**„Immunseneszenz"**). Neutro- und Basophile sowie NK-Zellen nehmen im Alter sogar zu (Pawelec et al. 1995, Burns und Goodwin 1997, Heine 2002).

Neben der PGE2-bedingten Abnahme der T-Zellen geht auch das für Abwehrzellen mitogene IL-2 im Alter zurück ebenso wie die IL-2 Rezeptoren auf Immunzellen. Die Zahl der Gedächtnis(memory)-T-Zellen steigt dagegen im Alter an (Tab. 11). Dies ist auf den

Erhalt ihrer Telomerase an den Chromosomenenden zurückzuführen. Dadurch werden nicht wie bei alternden Zellen die Chromosomenenden nach jeder Zellteilung verkürzt, bis eine kritische zum Zelluntergang führende Länge erreicht ist, sondern durch die Telomerase wird die Chromosomenlänge immer wieder regeneriert (Übersicht bei Heine 2007a). Die gealterten Gedächtnis-T-Zellen fördern jedoch die Bildung unspezifischer Antikörper. Durch alternsbedingt verminderte Expression des CD40-Rezeptors auf T-Lymphozyten wird zusätzlich deren Helferfunktion für die Immunglobuline produzierenden, für B-Zellen und für die Aktivierung der Makrophagen eingeschränkt (Ibs und Rink 2001). Die Bildung von B-Zellen nimmt im gealterten Knochenmark ab, ihre Lebensdauer jedoch zu, wodurch ihre Zahl relativ gleich bleibt. Gealterte B-Lymphozyten bilden häufig Paraproteine ohne Antikörperfunktion, woraus sich so genannte **monoklonale Gammopathien** im Alter entwickeln. Diese fördern Infektionen, Autoimmunerkrankungen (Tab. 12) und Tumorenbildung (Burns und Goodwin 1997, Ibs und Rink 2001).

Für Grippeschutzimpfungen bei Älteren (über 65-Jährigen) ist zu bedenken, dass die geimpften viralen Antikörperproteine auf ein gealtertes Immunsystem und Gammopathien treffen. Ein Vorteil dieser Impfung für Ältere hat sich bisher nicht nachweisen lassen. Bei über 65-Jährigen ist in den USA seit Einführung der Grippeschutzimpfung die Zahl der jährlichen Todesfälle durch Grippe kontinuierlich auf derzeit ca. 40.000 angestiegen (Cohen 2005). Es wäre zu überprüfen, ob die Grippeschutzimpfung die deletären Wirkungen der Gammopathien forciert.

Die Zunahme der neutrophilen Granulozyten im Alter scheint auf verzögerte Apoptose und weniger auf verminderte Bildung im Knochenmark zurückzuführen zu sein. Allerdings sind ihre Phagozytosefähigkeit, das intrazelluläre Abtöten von Mikroben sowie ihre Chemotaxis und Degranulationsfähigkeit gestört (Ibs und Rink 2001).

Auch die NK-Zellen unterliegen der Immunseneszenz. Ihre Abwehrfunktion gegenüber virusbefallenen und entarteten Zellen erlahmt. Ihre höhere Zahl im Alter ist offenbar auch auf verzögerte Apoptose zurückzuführen, da ihre Proliferation durch vermindertes IL-2 und die geringe Anzahl von IL-2-Rezeptoren erniedrigt ist (Pawelec et al. 1995).

Auffällig ist, dass Makrophagen/Monozyten und Mastzellen/Basophile mit der alternsbedingten Abnahme der Sympathikusaktivität sozusagen im Ausgleich dafür ihre zellaktivierenden α_1- Adrenozeptoren erhöhen, d. h. sie können bei gleicher Funktionsbreite mit weniger Adrenalin-Noradrenalin auskommen (Elenkov et al. 2000). Dadurch können sie ihre wichtigen Funktionen im Immunsystem und der Grundregulation aufrechterhalten. Dies kann auch als gewisse Kompensation der abnehmenden anabolen Hormonachse des hypophysärem Wachstumshormons (GH) und dessen peripherem geweblichen Funktionsvermittler, dem insulinähnlichen Wachstumsfaktor-1 (GH-IGF-1 Achse), gesehen werden (Vance 2003).

Durch die alternsbedingte latente Gewebsazidose schleichen sich auch Unstimmigkeiten im mukosaassoziierten lymphatischen System der Schleimhäute (MALT) und in der Darmflora ein. Schrittmacher ist dabei die verminderte IgA-Synthese (schleimhautbedeckendes Immunglobulin) durch B-Lymphozyten. Dadurch können vermehrt antigene Substanzen und Keime in die Schleimhäute eindringen und so zur erhöhten Infektionsanfälligkeit alter Menschen beitragen (Heine 2002).

3.4 Metabolisches Syndrom und Altersdiabetes

Insulin ist der zentrale Regulator des Glukosemetabolismus (Lazar 2005). Die vermehrt im Alter auftretende enge Korrelation zwischen Übergewicht, Insulinresistenz, Diabetes Typ II, Hyperlipidämie, Arteriosklerose, Herz-Kreislauf-Erkrankungen und Gerinnungsstörungen wurde 1998 von der WHO als „Metabolisches Syndrom" zusammengefasst (Abb. 13). Allerdings ist das „Metabolische Syndrom" nicht eindeutig definiert, da unklar ist, welche der genannten Risikofaktoren welchen Stellenwert haben (Tschöpe 2005).

- Während der Diabetiker auch schlank sein kann, ist dies beim Metabolischen Syndrom (MetS) nie die Fall (Berg und Bönner 2005).

Von einem MetS wird gesprochen, wenn folgende Messwerte **überschritten** werden: Hüftumfang beim Mann 102 cm, bei der Frau 88 cm; Triglyzeridspiegel von 150mg/dl, High-Density-Lipoproteinspiegel (HDL) von weniger als 40mg/dl beim Mann und weniger als 50mg/dl bei der Frau; ein Blutdruck von 130/85mm Hg und ein nüchtern Glukosespiegel von 110 mg/dl (Shulman und Mangelsdorf 2005).

Es hat sich gezeigt, dass genauso wie bei Diabetes Typ II auch bei MetS eine proinflammatorische („low-grade inflammation") Situation besteht mit erhöhtem C-reaktivem Protein (CRP) und Adipokinen (u. a. TNFα, IL-1, IL-6). Beim MetS ist auch stets eine Leptinresistenz zu beobachten sowie eine vermehrte Aktivierung von T-Lymphozyten und Makrophagen, ebenso erhöhte Verschlackung der ECM (Abb. 13).

Ein MetS kann bereits in utero angelegt werden (Gillman 2005). Studien zur Ernährung von Schwangeren zeigen, dass Rauchen zu geringerem Wachstum des Fetus führt und postnatal das Risiko für Übergewicht erhöht ist; bei zu hoher Glukokortikoidaufnahme während der Schwangerschaft erhöht sich das Risiko postnataler Entwicklung von Hochdruck und Hyperglykämie. Schwangerschaftsdiabetes ist mit höherem Geburtsgewicht und später beim Heranwachsenden häufig mit Übergewicht und Glukosetoleranzstörungen verbunden (Übersicht bei Gillman 2005).

Übergewicht ist bei Entwicklung eines MetS ganz offensichtlich der führende Faktor, wobei die damit verbundene Leptinresistenz Glukoseverwertungsstörungen mit ihren Folgen nach sich zieht (Lazar 2005). Wichtig dabei ist die erhöhte Freisetzung von freien Fettsäuren aus vergrößerten Fettzellen in das Blut durch erhöhte Triglyzeridlipase (Weiss et al. 2004, Lazar 2005, Schwarz und Porte 2005). Die dadurch erhöhten Triglyzerid-Plasmaspiegel fördern die Insulinresistenz vor allem in den für die Glukosehomöodynamik wichtigsten Organen, Muskulatur und Leber (Lazar 2005). Zuckerkranke haben z. B. mehr Typ-2-Muskelfasern mit erhöhter glykolytischer Potenz als die mehr kontraktilen Typ-1-Fasern (Rhodes 2005).

Die vermehrt beim MetS gebildeten zirkulierenden inflammatorischen Zytokine induzieren in den Körperzellen, mit besonderen Folgen für die insulinbildenden Beta-Zellen des Pankreas, den Faktor SOCS-3 (suppressor of cytokine signaling-3), der die Signaltransduktion von Leptin und Insulin vermindert. Dadurch schreitet die Gewichtszunahme und Insulinresistenz fort, wobei folgender Substrat-Wettlauf zu beobachten ist (Rhodes 2005): Vermehrte Oxidation von Fettsäuren in den Mitochondrien führt in der Zelle zu erhöhtem Spiegel von aktivierten Fettsäuren („Lipotoxizität"), Diacylglycerin und Zitrat. Dadurch werden die für die Glukoseverarbeitung entscheidenden Enzyme der Glykolyse (Pyruvatdehydrogenase, Glukose-6-Phosphatdehydrogenase) gehemmt, und die insulinstimulierte Glukoseaufnahme sinkt („Glukotoxizität") (Lowell und Shulman 2005).

Defekte in der mitochondrialen Fettsäureoxidation führen zur Destruktion der intrazellulären Insulinsignalwege und im Pankreas zur Verminderung der Insulinbildung durch Untergang von Beta-Zellen. Eine anfängliche Insulinresistenz entwickelt sich jetzt weiter zum Diabetes Typ II. Dadurch wird auch die mitochondriale DNS in Mitleidenschaft ge-

3. Altern

zogen, was ohnehin vermehrt im Alterungsprozess auftritt. Verlust mitochondrialer DNS (Stress, Viren) führt im Pankreas zum Untergang von Beta-Zellen und bedingt Diabetes Typ 1 (Lowell und Shulman 2005).

Eine besondere Rolle in der Verbindung der Insulinsekretion der Beta-Zellen des Pankreas mit Adipositas und Diabetes Typ II sowie der Thermoregulation spielt das **Uncoupling Protein (UCP)**. UCP ist ein wichtiger Regulationsfaktor des Körpergewichts, dessen Synthese bei zellulärer Lipotoxizität angeregt wird. Die bei Lipid- und Glukosetoxizität vermehrt gebildeten ROS sind vor allem für die Insulinbildung in den Beta-Zellen des Pankreas sehr schädlich. UCP1 kann ROS senken, indem es die ATP-Bildung in der mitochondrialen Atmungskette abkoppeln und die Synthese detoxifizierender Enzyme anregen kann, allerdings bei gleichzeitiger Wärmeentwicklung (ständige Schweißbildung bei adipösen Menschen) (Langin 2001). Beim MetS bremst allerdings der erhöhte zytoplasmatische UCP1-Spiegel die glukosestimulierte Insulinsekretion der Beta-Zellen. Der UCP1-Mechanismus schützt zwar die Beta-Zellen vor oxidativen Schäden und Apoptose, vermindert andererseits aber die Insulinbildung (Langin 2001).

Lipo- und Glukotoxizität sind die treibenden Kräfte des Mitochondrien- und Beta-Zelluntergangs beim MetS wie auch bei Diabetes Typ II (Übersicht bei Rhodes 2005).

Patienten mit metabolischem Syndrom können neben schulmedizinischen folgende komplementärmedizinischen Maßnahmen empfohlen werden (Kraft 2006):

- Knoblauchzehen (Allii sativi bulbus) gegen nichtenzymatische Glykosilierungsvorgänge und zur Senkung des Gesamtcholesterins im Blut.

- Artischockenblätter (Cynarae folium) steigern Galleproduktion und –fluss und senken die Serumtriglyzeride.

- Flohsamen (Plantaginis ovatae semen) und Wurzelstock der Gelbwurzel (Curcuma longa) zur Senkung des Gesamtcholesterins.

- Weißdornblätter und -blüten (Crataegi folium cum flora) sowie Hibiskus-Blütenkelche (Hibiscus sabdariffa) zur Blutdrucksenkung.

- Zimtrinde (Cinnamoni cassiae) als Adjuvans zur Therapie von Diabetes mellitus Typ II.

3.5 Osteoporose (Knochenverlust im Alter)

Der alternsbedingte Verlust des Knochens an anorganischen Elementen mit Verminderung der Knochendichte und der statischen Funktionen geht langsam vor sich. Erste Hinweise auf einen osteoporotischen Prozess sind eine plötzliche Fraktur der Hüfte, des Handgelenks oder eines Wirbels. Ein Fünftel der über 50-Jährigen sterben ein Jahr nach einer Hüftfraktur, andere müssen häufig in Pflegeheimen untergebracht werden. Kalziumverlust des Knochens im Alter ist eine allgemeine Erscheinung, weil die Knochenmasse von den Sexualhormonen abhängt. Mit dem 30. Lebensjahr erreicht die Knochenmasse ihren Höhepunkt und nimmt dann wieder ab, wobei der trabekuläre Knochenanteil stärker betroffen ist als die feste, äußere Kompakta („Knochenrinde"; Meier 1997).

Es ist lange bekannt, dass Östrogenmangel bei der Frau mit Eintritt der Menopause den Knochenabbau beschleunigt. 80% aller Osteoporosepatienten sind daher Frauen (Ziegler 2001, Marx 2004). Zeitlich tritt zunächst um das 60. Lebensjahr die Osteoporose Typ I auf, die vorwiegend den trabekulären Knochen betrifft. Später, um das 75. Lebensjahr, kommen dann Kompaktaschäden hierzu (Osteoporose Typ II).

- Der Unterschied zwischen Typ-I- und Typ-II-Osteoporose liegt darin, dass Typ I zytokinbedingt (TNFα, IL-6) und parathormonunabhängig ist, wogegen bei Typ II die Osteolyse durch sekundären Hyperparathyroidismus gekennzeichnet ist (Ziegler 2001) (Tab. 13).

Beim Typ I bedingt der Östrogenmangel Kalziumfreisetzung ins Blut, wobei das **Parathormon (PTH)** der Nebenschilddrüsen als Regler des Kalziumstoffwechsels gedämpft wird. Es kommt zu verstärkter Kalziurie und verminderter Kalziumresorption aus dem Darm. Hormonersatztherapien sind zweischneidig, da sie abhängig vom Östrogenrezeptorstatus mit der Gefahr der Entwicklung von Brustkrebs und Herz-Kreislauf-Erkrankungen einhergehen können. Eine Verbesserung haben **Bisphosphonate** gebracht, die das Frakturrisiko um 50% senken können (Marx 2004).

Um das 70. Lebensjahr macht sich bei der osteoporotischen Frau allmählich ein **Vitamin-D- (Calziferol-) Mangel** bemerkbar, meist aufgrund falscher Ernährung und eingeschränkter Bewegungsfähigkeit, da für die Vitamin-D-Bildung zu wenig UV-Einstrahlung aus Sonnenlicht zur Verfügung steht. Vitamin-

3. Altern

D-Mangel führt zu verminderter Kalziumresorption aus dem Darm, damit sinkt die Kalziumplasmakonzentration schließlich soweit ab, dass sich reaktiv ein **sekundärer Hyperparathyroidismus** etabliert mit weiterer Mobilisierung von Kalzium aus dem Skelett. Therapeutisch sind daher Kalzium und Vitamin D zu substituieren (Ziegler 2001).

In der biologischen Medizin war es schon immer bekannt, dass die Knochenmasse proportional zur Muskelmasse ist. Körperliche Betätigung im Freien und laktovegetabile Kost können prophylaktisch, aber auch therapeutisch dem Osteoporoseprozess entgegen wirken. Auch Homöopathie mit Symphytum und Silicea leistet gute Dienste. Hohe Eiweiß-, Zucker- und Salzaufnahme, Genuss von Kaffee und mit Kohlensäure versetzte Getränke fördern den Knochenabbau. Breitbandantibiotika vermindern u. a. die für die Osteosynthese wichtige Vitamin-K-Bildung. Glukokortikoide beeinträchtigen nicht nur die Kalziumabsorption aus dem Darm, sondern unterdrücken auch die Osteoblastenreifung. Bei untergewichtigen Frauen wird die Östrogensynthese vermindert und der Knochenabbau beschleunigt. Rauchen begünstigt die Osteoporose, weil Nikotin die Östrogenproduktion unterdrückt und die Kohlendioxidausscheidung über die Lungen beeinträchtigt. Der dadurch bei Rauchern erhöhte Kohlensäuregehalt im Blut entzieht dem Knochen zusätzlich Kalzium (Meier 1997).

Die Osteoporose beim Mann entwickelt sich später als bei der Frau und ist der Osteoporose Typ II vergleichbar und mit **Testosteronmangel** verbunden. Die Knochenpathophysiologie ist dabei identisch zum postmenopausalen Östrogenmangel (Ziegler 2001) (Tab. 13).

- In diesem Zusammenhang zeigt PTH einen bedeutsamen Effekt: Wird es kontinuierlich in die Blutbahn abgegeben, wie beim Hyperparathyreoidismus, werden die knochenabbauenden Zellen (**Osteoklasten**) aktiviert, wird es jedoch therapeutisch intermittierend appliziert, stärkt es die knochenaufbauenden Zellen (**Osteoblasten**) durch Erhöhung des insulinähnlichen Wachstumsfaktors 1 (IFN-1). Derzeit ist bereits ein 34 Aminosäuren langes Fragment von PTH (Terapatid) im Einsatz, das wie Insulin täglich gespritzt werden muss (Übersicht bei. Marx 2004).

Dabei ist die Rückkopplung zwischen Osteoblasten und Osteoklasten wichtig. Osteoblasten und ihre Vorläufer bilden das **Zytokin RANK** (Rezeptoraktivator von NF-kB Ligand, nukleärer Faktor kappa B). **RANK bindet an RANKL** (RANK-Rezeptor) der auf der

Oberfläche von Osteoklasten exprimiert ist und bei RANK-Bindung Osteoklasten aktiviert.

- Postmenopausale Frauen bilden mehr RANKL als Frauen vor oder in der Menopause.

Allerdings bilden Osteoblasten auch einen eigenen RANKL-Inhibitor, das **Osteoprotegerin** (OPG). Östrogen steigert die Bildung von OPG, wodurch die Osteoklastenbildung den jeweiligen Verhältnissen angepasst werden kann. Östrogenmangel fördert dagegen die Osteoklastenbildung und zusätzlich auch die Bildung von IL-1, IL-6 sowie den makrophagenkoloniestimulierenden Faktor (MCF). Diese Zytokine erhöhen die RANKL-Bildung und damit die Osteoklastenbildung und -aktivierung. Das im Gehirn und den enteroendokrinen Zellen der Darmschleimhaut aus Tryptophan gebildete Serotonin (5-Hydroxytryptamin, 5HT) hat einen wichtigen Einfluss auf die Regulation der Knochenmasse (Yadav et al. 2008, Rosen 2009). Auf knochenbildenden Zellen (Osteoblasten) finden sich 5HT Rezeptoren. Werden sie von Serotonin besetzt, wird weniger Knochenmasse gebildet bzw. durch Osteoklasten abgebaut. Auch das bei Depressionen vermehrt im Bereich der Synapsen als Neurotransmitter auftretende Serotonin führt zu Verlust von Knochenmasse (Rosen 2009). Experimentell wurde an genetisch veränderten Mäusen gezeigt, dass sich bei Ausschalten des zellulären Reglerproteins für die Serotoninsynthese eine massive Osteoporose entwickelt (Yadav et al. 2008, Rosen 2009).

Derzeit wird nach selektiven Östrogenrezeptormodulatoren (SERMs) zur Therapie der Osteoporose gesucht, die die Östrogenwirkungen ohne gravierende Nebenwirkungen nachahmen können. Ein derartiges Präparat ist Raloxifen (Evista; Marx 2004). Ob sich Pflanzenöstrogene zur Hormonersatztherapie eignen, ist bisher nicht eindeutig beantwortet.

3.6 Depression und Angst

Depression ist eine „Volkskrankheit" wie Diabetes oder Hypertonie (Spießl et al. 2006). Depressionen sind überwiegend episodisch, mit über mehrere Monate verlaufenden Schüben. Eine Depression vermittelt dem Betroffenen Gefühle der Leere, der Sinnlosigkeit seines Lebens, begleitet von Niedergeschlagenheit, Antriebslosigkeit, Müdigkeit, Schuld- und Insuffizienzgefühlen sowie Aufmerksamkeits- und Konzentrationsstörungen, nicht

3. Altern

Tab. 14: Depressionsskala (nach Kielholz 1972)

Gemütslage	Psychomotorische Symptome	Psychopathologische Denkinhalte	Somatische Symptome
Stimmung	Hemmung	Suizidideen	Kopfschmerzen
Ausdruck	Agitiertheit	Schuldgefühle	Schlafstörungen
Allgemeine Erscheinung	Hyperaktivität	Hoffnungslosigkeit	Appetitstörungen
Weinen		Konzentrations- und Entscheidungsschwierigkeiten	Müdigkeit
Angst		Paranoia Ideen	Gewichtsabnahme
Reizbarkeit			körperliche Beschwerden

zuletzt auch Selbstmordgedanken (Spießl et al. 2006). Nur bei einem Drittel der Betroffenen kann mit einer anhaltenden Remission gerechnet werden, die Rezidivrate ist hoch: Nach einer zweimaligen Erkrankung liegt sie bei etwa 70%, nach der dritten Erkrankungsepisode bei 90% (Spießl et al. 2006).

Die Bedeutung einer Erkrankung ergibt sich nicht nur aus ihrer Häufigkeit, sondern auch aus ihrem Ausmaß eine normale Lebensführung zu beeinträchtigen.

- Depressionen sind weltweit in allen Altersgruppen die häufigste Ursache für mit Behinderung gelebte Lebensjahre. Durch keine andere Erkrankung gehen in den Industrieländern mehr gesunde Lebensjahre verloren (Spießl et al. 2006).

Trotz der großen Bedeutung von Depressionen werden nur 10% der depressiven Patienten adäquat behandelt (Spießl et al. 2006). Einer der Hauptgründe ist die schwierige diagnostische Situation in der Hausarztpraxis, da überwiegend somatische und keine psychischen Symptome geklagt werden (Lecrubier 1998). Körperliche Beschwerden können jedes Organ betreffen, dahinter können Depression völlig verborgen bleiben („larvierte" Depression). Häufig werden dagegen somatoform Rückenschmerzen, Atembeschwerden, Herz- Kreislauf-Probleme, Magen-Darm- oder Unterleibsbeschwerden angegeben.

Um hinter diese körperlichen Beschwerden zu sehen, helfen zwei einfache Fragen (Whooley und Simon 2000):

1. Haben Sie sich in den vergangenen Monaten niedergeschlagen, deprimiert oder hoffnungslos gefühlt?

2. Haben Sie in den vergangenen Monaten bemerkt, dass Sie wenig Interesse aufbringen konnten oder keine Freude an dem empfinden konnten, was sie taten? Die Sensitivität dieser zwei einfachen Fragen beträgt 96 %, die Spezifität 57 % (Whooley und Simon 2000).

Aus biologisch-medizinischer Sicht darf nicht übersehen werden, dass ein nicht zu bewältigender Stress-Reaktions-Prozess mit einer latenten Gewebsazidose wie auch ein metabolisches Syndrom mit seinen proinflammatorischen Aspekten ursächlich für die Entwicklung einer Depression sein können, was insbesondere für den Alterungsprozess zutrifft (Übersicht bei Heine 2007a). Im Alter sind von Tag zu Tag schwankende depressive Verstimmungen sehr häufig (König et al. 1990).

- Depressionen liegt stets ein chronischer Stress, bei alten Menschen vor allem psychosozialer Stress, zugrunde. Ein Mangel an sozialer Unterstützung ist mit Indikatoren für rascheres Altern der zellulären Immunantwort und reduziertem Tonus des Parasympathikus verbunden. Daraus ergeben sich 4 Bereiche von Beschwerden: Erschöpfung, Schlafstörungen, emotionale Labilität und erhöhte Schmerzempfindlichkeit. durch eine Sozialanamnese sollte geklärt werden, ob als Ursache chronischer Dauerstress infrage kommt (Übersichten bei Hauser 2008 und Yusuf et al. 2004).

Differenzialdiagnostisch sind sie von Neurosen zu unterscheiden, die auf ungelöste innere Konflikte zurückzuführen sind.

Hauptsymptome einer Depression lassen sich in einer Depressionsskala darstellen (Tab. 14). Als Behandlungsmöglichkeiten bieten sich Psychotherapie, Pharmakotherapie und elektrokonvulsive Therapie (ECT) an. ECT ist, falls Psycho- und Pharmakotherapie nicht

3. Altern

Tab. 15: Heilpflanzen und Homöopathika mit antidepressiver Wirkung

Phytotherapeutika (Weiß 1985, Fintelmann et al. 1989)	Homöopathika (Jahr 1986)	Schlafstörungen
• Hypericum perforatum (Johanniskraut) • Rauwolfia serpentina (Schlangenwurz) • Piper methystikum (Kava Kava, Rauschpfeffer) • (Strychnos) Nux vomica (Brechnuß) • Papaver somniferum (Schlafmohn, Opium) • Canabis sativa varindica (Indischer Hanf)	• Arsen • Aurum/Beladonna • Calcium carbonicum • Causticum • Graphites • Ignatia • Lachesis • Natrium muriaticum • Pulsatilla • Rhus toxicodendron • Sulfur • Veratrum	• Baldrianwurzel • Hopfenzapfen • Lavendelblüten • Melissenblätter • Passionsblume

helfen, die beste Therapie bei schweren anhaltenden Depressionen (König et al. 1990). Unabhängig davon ist für depressive Ältere psychotherapeutische Unterstützung u. a. Zuhören, Mitgefühl und Teilnahme von großer Bedeutung. Bei minderschweren Depressionen reicht dies therapeutisch meist aus, so dass auch Krankenschwestern, Pflegepersonal und Sozialarbeiter sinnvoll mitarbeiten können.

Psychotherapeutisch ist es vorrangig, dass ein Negativdenken der Betroffenen überwunden wird, in dem ihnen ihr Denken als inadäquat und ineffektiv einsichtig gemacht wird (König et al. 1990). **Pharmakotherapeutisch** stehen Antidepressiva (z. B. trizyklische Antidepressiva, Neurotransmitter-Wiederaufnahmehemmer (Monoaminoxidase- und Serotoninwiederaufnahmehemmer sowie gemütsstabilisierende Medikamente (Lithiumkarbonat, Carbamazepin und Valproinsäure) im Vordergrund. Aus biologisch-medizinischer Sicht können diese Therapien durch bestimmte Phytotherapeutika oder Homöopathika verbessert werden bzw. bei milden Formen allein angewandt werden (Tab. 15).

Verbunden mit Depressionen ist **Angst** ein besonderes Problem bei alten Menschen. Außerdem stehen physikalische Gesundheitsprobleme (z. B. Sturz- und Rutschgefahr,

Tab. 16: Die wichtigsten Angststörungen im Alter

- Phobische Störungen (z. B. Agorphobie, Klaustrophobie)
- Soziale Phobien (u. a. finanzieller Sorgen, Demütigung)
- Spezifische (Isolierte) Phobien
- Panikstörungen (z. B. Herzneurosen, Angstattacken)
- Generalisierte Angststörungen (ständiges Angstgefühl, Angstneurosen)
- Angst und depressive Störung
- Reaktionen auf schwere Belastungen und Anpassungsstörungen
- Posttraumatische Belastungsstörung
- Somatoforme Störungen
- Hypochondrische Störung

Bewegungsprobleme, Zahnprothetika, posttraumatische Irritationen u.a. m.), vegetative Problematiken (Verdauung, Atmung, Herz-Kreislauf, Schwindel) verbunden mit Todesangst und Panikanfällen im Vordergrund. Alle Symptomatiken können mit Angoraphobie (Platzangst; Angst auf die Straße zu gehen) verbunden sein (Tab. 16). Die Angst vor dem eigenen Tod ist nicht die entscheidende, die alte Menschen belastet, sondern der Teufelskreis, der bei zunehmender Erkrankung entstehenden Ängste im Zusammenspiel mit Depressionen. Es besteht deshalb besonders im Alter erhöhte Suizidgefahr (Sanden 2009). Die Behandlung sollte vor allem zur Gesprächsbereitschaft führen, zu Bewegung und Entspannungsübungen anregen, Kaffee- und Alkoholkonsum müssen reduziert werden. Medikamentöse Therapien (Antidepressiva, Benzodiazepine, König et al. 1990) sollten durch biologisch-medizinische unterstützt werden (Tab. 15). Therapeutisch werden Verhaltens- und Gedächtnistherapien, zusätzlich Antidepressiva und Benzodiazepine empfohlen (König et al. 1990), die mit biologisch-medizinischen Therapeutika wie angegeben kombiniert werden können (Tab. 15).

3.7 Psychogene Störungen im Alter

Therapeuten, die mit alten Menschen arbeiten, haben häufig eine Meinung, die als „Halbkreis-Modell" beschrieben werden kann (Heuft 2008): Nach dem Scheitelpunkt des Lebens, der gegenwärtig mit 40-50 Jahren angesetzt wird, „gehe ohnehin alles den Berg

3. Altern

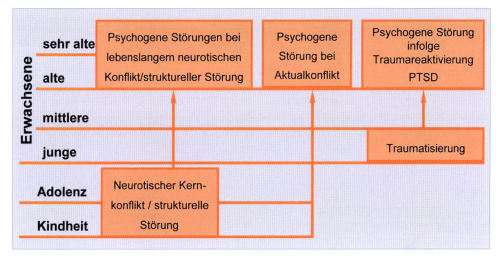

Abb. 14: Typologie psychogener Störungen im Alter. PTSD Posttraumatische Belastungsstörung

hinunter". Mit dem Vorurteil, die Alten würden wieder „wie die Kinder", wird unmerklich dem Defizit und Defekt-Modell des Alterns Vorschub geleistet.

Folgt man Heuft (2008), sind in der psychotherapeutischen Versorgung alter Menschen (>60 Jahre), bezogen auf ihren Anteil an der Gesamtbevölkerung, nach wie vor deutlich unterrepräsentiert. Alle derzeitigen Erkenntnisse sprechen aber dafür, dass die Prävalenzzahlen psychischer Störungen im Alter etwa denen Erwachsenen mittleren Alters entsprechen (Heuft 2008).

- Solange weiterhin von einem defizitären Entwicklungsbild des alten Menschen ausgegangen wird, werden Therapieindikationen eher auf palliative, als auf kurative Ansätze ausgerichtet.

Bei alten Menschen tritt das Leibliche immer mehr in den Vordergrund, da der alternde Leib das Selbstwertgefühl in erheblichem Ausmaß unter Druck setzen kann. Dies wird häufig in der Weise zum Ausdruck gebracht: „Ich hasse meinen alternden Körper, weil ....". In der Psychosomatischen Medizin spricht man direkt davon, dass „der Körper sich erinnert". Dies spricht für eine veränderte Wahrnehmung des Körpers: Geistig-leibliche Existenz und körperliche Funktion werden zunehmend getrennt wahrgenommen.

Alle, die mit alten Menschen arbeiten, sollten wissen, welche somatischen Risikofaktoren präventiven Maßnahmen zugänglich sind. Werden die Risikofaktoren wie Bewegungsmangel, Übergewicht, Hypertonie, Hyperlipidämie, Diabetes mellitus und Rauchen nicht oder unzureichend behandelt bzw. vom Patienten ignoriert, sollte der Therapeut das ignorante Verhalten nicht auf sich beruhen lassen. Denn hinter einem risikoreichen Gesundheitsverhalten kann sich z. B. eine unerkannte Depressivität oder auch eine latente Suizidalität verbergen. Häufig ist es nicht einfach bei alten Schmerzpatienten zwischen einem organisch begründeten Schmerzerleben und einer somatoformen Störung zu unterscheiden.

Für den Erfolg psychotherapeutischer Behandlung gilt:

- Nicht das Alter des Patienten ist entscheidend, sondern das Alter der Störung (Chronifizierung).

Erneut und erstmals im Alter auftretende Störungen haben im Gegensatz zu chronifizierten Symptomen eine bessere Prognose, bedürfen aber grundsätzlich keiner anderen Psychotherapie. Entwicklungspsychologisch lässt sich im Alter eine dreifach gegliederte Typologie akuter psychogener Symptombildungen unterscheiden (Heuft 2008) (Abb. 14):

1. Ein neurotischer Kernkonflikt (z. B. Kindheitstrauma) führt nach langer Latenz zu Erstmanifestation der Symptomatik in der zweiten Hälfte des Erwachsenenlebens. Allerdings können Kernkonflikte bereits im mittleren Erwachsenenalter als Konfliktthemen in ganz anderen Zusammenhängen imponieren, werden jedoch erst im Alter manifest.

2. Ist ein solches Konfliktmuster im Lebenslauf nicht zu sichern, ist zu prüfen, ob die Symptomatik und der dann zu vermutende Aktualkonflikt durch die neu auftretenden Entwicklungsaufgaben in der 2. Hälfte des Erwachsenenalters bedingt ist (s. o.). In diesen Fällen ist eine auf Aktualkonflikt ausgerichtete Verhaltenstherapie indiziert. Dabei kann z. B. auch eine Demenzangst im Vordergrund stehen, die sich erst nach dem 60. Lebensjahr manifestiert. Auslösend kann z. B. sein, dass der/die Betroffenen in das gleiche Alter kommen, in dem ein Eltern- oder Großelternteil Symptome einer Demenz entwickelt hat. Hinter der Befürchtung eine solche Erkrankung „geerbt" zu haben, stehen meist unbewusst gebliebene Identifikationsprozesse mit der vorangegangenen Generation.

3. Altern

3. Traumata, die als Kind, in der Adoleszenz oder im jungen Erwachsenenalter erfahren wurden (einschließlich posttraumatischer Belastungsstörungen) können durch den (körperlichen) Alternsprozess in ihrer psychodynamischen Potenz reaktiviert werden (Abb. 14).

Für diese Beobachtung, dass es nach einem unter Umständen jahrzehntelangen „symptomfreien" Intervall sich im Laufe des Alternsprozesses eine Trauma-induzierte Symptomatik entwickeln kann, wurde von Heuft (2008) der Begriff **Trauma-Reaktivierung** vorgeschlagen.

Diagnostisch sieht man der psychischen bzw. psychosomatischen Symptomatik u. U. nicht an, dass sie sich aus einer reaktivierten Traumaerfahrung herleitet. Ein viel zu wenig beachtetes Beispiel sind die vor – und unmittelbar nach dem zweiten Weltkrieg geborenen Kinder, denen bis heute nicht gekannte aber nie verbalisierte schwerste psychische Traumatisierungen durch erlebte Land-, See- und Luftangriffe, Tod-, Not- und Vermisstenschicksale aufgebürdet wurden (Böwing 2008).

Stellt sich im Alter ein Gefühl des Ausgeliefert-Seins ein, werden traumatische Situationen leichter wieder erinnert, genauso wie durch Fernseh-, Rundfunk- und Pressedokumentationen (Böwing 2008). In solchen Fällen ist im Alter eine trauma-fokussierende Psychotherapie indiziert. Denn ältere Menschen können, angestoßen durch politische Krisen oder als gegenwärtig bedrohlich erlebte Körperkrankheiten, früher erlittene Traumatisierungen unter akuter psycho-somatischer Symptombildung reaktivieren, Hintergründe dieser psychodynamischen Prozesse lassen sich nach Heuft (2008) folgendermaßen ordnen:

- Ältere Menschen, befreit vom Druck direkter Lebensanforderungen durch Existenzaufbau, Beruf und Familie, haben „mehr Zeit", bisher Unbewältigtes wahrzunehmen.

- Sie spüren nicht selten den vorbewussten Druck, noch eine unerledigte Aufgabe zu haben, der sie sich stellen wollen.

- Darüber hinaus kann der Alternsprozess selbst traumatische Inhalte reaktivieren.

Zwei weitere wesentliche Bereiche stellen bei alten Patienten gegebenenfalls aktuelle und familiäre bzw. Intergenerationskonflikte dar, die zu somato-psychischen Störungen und/oder Funktionseinschränkungen führen können. Das bedeutet, dass auch bei einem vordergründig „nur" als Problem der Krankheitsverarbeitung imponierenden Störungsbild die gesamte Lebensgeschichte im Hinblick auf sich wiederholende dysfunktionale Konfliktmuster oder Ich-strukturelle Probleme zu evaluieren ist.

3.8   Altersdemenzen

In Deutschland ist gegenwärtig etwa eine Million alter Menschen von einer demenziellen Erkrankung betroffen, davon entfallen etwa zwei Drittel auf die Alzheimer Demenz (AD). Infolge der zunehmenden Anzahl alter Menschen wird diese Zahl auf etwa 2,6 Millionen bis zum Jahr 2050 steigen (Schlachetzki und Hüll 2008).

Die meisten Patienten durchlaufen vorher ein Stadium leichter kognitiver Beeinträchtigung (**MCI, m**ild **c**ognitive **i**mpairment). Von MCI wird gesprochen, wenn nach subjektiver Angabe kognitive Verluste bemerkt werden, aber die Alltagskompetenz nicht betroffen ist. Obere und untere Grenzen lassen sich bei der Heterogenität der Symptomatik kaum angeben (Heine 2007b). Bei bis zu einem Drittel der Patienten mit MCI verbessern sich die Defizite im weiteren Verlauf weitgehend von selbst, aber bei 10-20% entwickelt sich innerhalb eines Jahres eine Demenz. Viele weisen dabei Vorzeichen einer raschen Verschlechterung auf (MCI-plus) (Übersicht bei Förstl et al. 2009).

Die Mehrzahl alter Patienten mit MCI weist zusätzlich eine Erkrankungen auf, u. a. Bluthochdruck (systolisch mehr als 140 mmHg, Hyperlipidämie (Gesamtcholesterin über 6,5 mmol/l) und Diabetes mellitus. Kennzeichnend sind weiter ein Body-Mass-Index über 30, körperliche Inaktivität und schlechtere Ausbildung (Förstl et al. 2009); d. h. der sozioökonomische Gradient spielt bei MCI ebenfalls eine Rolle (s. S. 11).

Es gibt zahlreiche Belege für protektive, das Voranschreiten kognitiver Defizite verzögernde Effekte des Lebensstils. Protektive Wirkungen im Alter haben vor allem körperliche Aktivität, Kalorienrestriktion und eine mit dem Bildungsstand assoziierte geistige Regsamkeit (Artero et al. 2008, Uffelen et al. 2008). Geringfügiger Alkoholkonsum soll protektive Wirkung haben (nachgewiesen für das im Rotwein enthaltene Polyphenol Resveratrol mit hoher reduktiver Kapazität gegen ROS), wogegen Rauchen das Demenzrisiko erhöht (Birkel 2006). Studien zur Beziehung zwischen Ernährung und kognitiver Beeinträchtigung zeigen ungünstige Auswirkungen eines hohen Fett- und Kohlenhydrat-

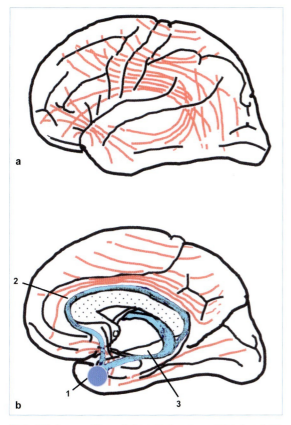

Abb. 15: Lange Assoziationsbahnen projiziert auf die laterale (a) und mediale Hirnfläche (b). In b sind wichtige Zentren des limbischen Systems (blau) dargestellt. 1 Mandelkern, 2 Cingulu, 3 Hippocampus.

verzehrs (Weißmehl, Weißzucker), während eine mediterrane Kost mit Gemüse, Früchten und der Aufnahme ungesättigter Fette durch häufigere Fischmahlzeiten günstige Wirkungen hat (Förstl et al. 2009).

MCI ist häufig mit „Alzheimer-Angst" verbunden. Zusammen mit den genannten Grunderkrankungen entwickelt sich Angst, depressive Verstimmung und Apathie.

Depressive Störungen, u. a. in Begleitung von Erkrankungen, erhöhen das Risiko, innerhalb der nächsten Jahre, unabhängig von vaskulären Veränderungen, eine MCI zu entwickeln. Besonders gefährdet für die Entwicklung einer AD sind Patienten, die nach antidepressiver Behandlung keine Besserung zeigen (Modrego und Ferrandez 2004).

Der Weg in die Demenz ist mit degenerativen Veränderungen im Bereich glutaminerger, azetylcholinerger, katecholaminerger und serotoninerger Neuronen und Nervenbahnen im ZNS verbunden(Zilles und Rehkämper 1998). Dies ist mit Funktionsverlusten des Gedächtnisses, des Lernens, der Orientierung und Motorik verbunden (Ransmayr und McKeith 2003). Chronische, individuell stark ausgeprägte Ischämie verstärkt den Stress im alternden Gehirn. Dabei ist zu berücksichtigen, dass ab etwa 60 Jahren eine allmähliche Rückbildung von Gehirnarterien bei gleichzeitig vermehrten Arteriosklerosen im vertebro-basiliären Arterienbereich zu beobachten ist, vor allem am Abgang der Arteria cerebri media aus der A. carotis interna. Sie allein versorgt mit ihren Ästen jeweils die seit-

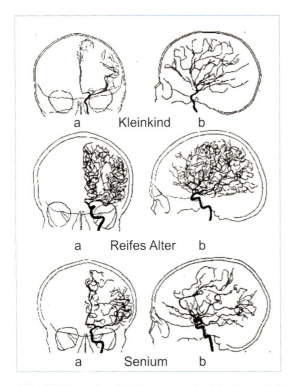

Abb. 16: Normales Arteriogramm der Arteria cerebri media in den verschiedenen Lebensaltern (nach Clara 1953).

liche Gehirnoberfläche vom Vorder- bis Hinterhirnbereich (Clara 1953) (Abb. 15).

Das im Alter erhöhte Stresshormon Kortisol und die vermehrt gebildeten Sauerstoffradikale sind wesentliche Promotoren für den Verlust kognitiver Fähigkeiten. Große Bedeutung kommt dabei dem Hippocampus zu, dem Zentrum für Erinnerung und Lernen (Abb. 1, 16). Er stellt das kognitive Zentrum im limbischen System dar. Im normalen Alterungsprozess nimmt die Dichte der Glukocorticoid-Rezeptoren der Nervenzellen im Hippocampus ab, was u. a. zu Glukoseverwertungsstörungen und zu Zelluntergängen führt (Deleon 1997, McEwen 1999). Die stressbedingte Abnahme der Glukocorticoid-Rezeptoren im Hippocampus erreicht dann einen kritischen Punkt an der Entwicklung einer Demenz, wenn die negative Rückkopplung zwischen Kortisol und Hypothalamus-Hypophyse durch Dauerstress versagt, mit der Folge einer Überproduktion von Glukocorticoiden aus der Nebennierenrinde und damit weiterer permanenter Zerstörung von Hippucamuszellen (Übersicht bei Hatz 1998).

Alternsbedingte epileptische Anfälle zählen zwar nicht zu den Demenzen, sie können jedoch mit diesen zusammen auftreten. Denn bei einem Drittel der Älteren treten sie erst nach dem 60. Lebensjahr auf (Kraus 2004). Häufigste Ursachen sind Schlaganfälle, Schädelverletzungen und Neoplasien. Ein nichtkonvulsiver Status epilepticus (epileptische Anfälle ohne Grand mal, d. h. einem generalisierten epileptischen Anfall) wird im Alter bei metabolischen Enzephalopathien durch Stoffwechselentgleisungen als Grund- oder auch Begleiterkrankung beobachtet. Im Vordergrund stehen dabei Elektrolytentgleisungen,

Leber- und Nierenfunktionsstörungen, Hypo- und Hyperglykämien, Sauerstoffmangel des Gehirns und medikamentös-toxische Enzephalopathien (Kraus 2004).

Elektrolytstörungen (Hypo- und Hypernatriämie, Hypokalziämie, Hypomagnesiämie), die zu epileptischen Anfällen führen, sind bei älteren Menschen in der Regel mit weiteren neurologischen Symptomen verbunden (Übelkeit, Kopfschmerzen, Verwirrtheit, Vigilanzstörungen, Muskelzuckungen) und korrelieren häufig mit dem Auftreten eines Hirnödems (Kraus 2004).

Die multiplen Grund- und Begleiterkrankungen älterer Patienten sind nicht nur Auslösefaktoren epileptischer Anfälle, sondern schränken auch die therapeutischen

Möglichkeiten ein. Da die meisten Antikonvulsiva über die Nieren ausgeschieden werden, muss die Dosierung die verminderte Nierenleistung (Clearance) Älterer berücksichtigen. Oft wird vergessen, dass schon bei leicht erhöhtem Kreatinin die Clearence bereits auf 20% zurückgegangen sein kann. Nach wie vor ist auch bei älteren Menschen **Phenytoin** das Medikament der Wahl bei (konvulsivem) Status epilepticus. Allerdings ist der Einsatz bei kardiologisch vorerkrankten Patienten auf Grund der Gefahr von Herzrhythmusstörungen und Hypotonie sehr risikoreich (Übersicht bei Kraus 2004).

3.8.1 Die Parkinson-Krankheit (idiopathisches Parkinson-Syndrom: PK)

- PK ist die weitverbreitetste neurodegenerative Erkrankung mit Bewegungsstörungen. Sie betrifft weltweit etwa 0,1% einer Bevölkerung im Alter über 40 Jahre (Dawson und Dawson 2003) und steigt mit zunehmendem Lebensalter. Die Mehrzahl der Kranken sind Männer. Gleichzeitig steigt die Parkinson-Demenz. **Der Parkinson-Demenz-Komplex** ist wie epidemiologische Untersuchungen zeigen eher die Regel als die Ausnahme. Denn ca. 30-40% aller Parkinson-Patienten entwickeln relevante kognitive Einbußen. Unter allen Demenzfällen beträgt der Anteil der Parkinson-Demenz 3-4% (Aarsland et al. 2003, Riedel et al. 2006). Der PK- und Alzheimer Demenz ist ein Mangel an Acetylcholin in der Großhirnrinde gemeinsam. Die Demenz bei PK scheint besonders gut auf Cholinesterasehemmer anzusprechen (Drach 2005).

Anders als bei der AD stehen bei der Parkinson-Demenz Frontalhirnstörungen im Vordergrund, d. h. die Betroffenen weisen Störungen der Willensbildung (Exekutivfunktionsstörungen), Aufmerksamkeitsdefizite sowie visuelle Haluzinationen auf. Typischerweise besteht keine Apraxie (Unfähigkeit, Körperteile zweckmäßig zu bewegen), Aphasie (Störung der Sprache bei Erhalt der zum Sprechen benötigten Muskulatur) oder Agnosie (Störung des Erkennens trotz ungestörter Funktion der entsprechenden Sinnesorgane, d. h. bei weitgehend normaler Leistung der Wahrnehmung) (Sieb 2007).

Motorische Kardinalsymptome der PK sind Akinese, Rigor („wächserne" Tonuserhöhung der Muskulatur) und Ruhetremor (Frequenz von 4-7 Hz bei völliger Entspannung) sowie gestörte Stellreflexe (Oertel und Hohlfeld 2001).

PK-Patienten haben Schwierigkeiten von einem motorischen Programm zu einem anderen zu wechseln (z. B. Kniebeugen und Aufrichten; sog. Starthemmung). Weiterhin fällt es ihnen schwer, gleichzeitig zwei motorische Programme durchzuführen oder ein komplexes motorisches Konzept festzulegen. Dies führt zu einer Verarmung an spontanen Bewegungen (Hypokinese). Ferner wird das erforderliche Maß an Muskelaktivität für eine bestimmte Aufgabe nicht mehr bereitgestellt. Dadurch kommt es zu einer Verlangsamung der Bewegung (Bradykinese) bei in der Regel erhaltener maximaler Endkraft. Hypokinese und Bradykinese sind zentrale neurologische Defizite, die nicht durch eine Parese bedingt sind (Oertel und Hohlfeld 2001). Dazu kommen Hypomimie (Maskengesicht), Salbengesicht und leise Sprache (Drach 2005). Differentialdiagnostisch zur PK sind eine Anzahl weiterer Erkrankungen abzuklären, die in Tab. 17 aufgeführt sind.

Neuropathologisch liegt bei PK eine ausgeprägte Degeneration katecholaminerger Neurone im Hirnstamm (Mittelhirn, Pons, Medulla oblongata) vor. Insbesondere findet sich ein Verlust der dopaminergen melaninhaltigen Neuronen der Substantia nigra („schwarzer Kern") und deren Entfärbung (Melaninverlust). Neuronenverlust tritt auch in Kernen der Basalganglien auf. Sie sind für die motorische Kontrolle des Groß- und Kleinhirns verantwortlich. Bei PK fällt die Rückkopplungsschleife zwischen primärem motorischen Cortex, Basalganglien („Striatum"), Substantia nigra sowie dem Nucleus subthalamicus zunehmend aus (Oertel und Hohlfeld 2001, Übersicht bei Miller 2009).

Das Medikament der Wahl bei PK das L-Dopa. Es wird über Dopaminrezeptoren (D1/D2) in die Neurone der Substantia nigra aufgenommen und durch Dopa-Decarboxylase zu

3. Altern

Dopamin und weiter zu Melanin dekarboxyliert. Allerdings lässt die Wirkung von L-Dopamin bei längerer Anwendung nach (Fuentes et al. 2009).

- Der Dopaminverlust bei PK führt zu Störungen der Verschaltungen der genannten neuronalen Zentren. Dadurch etablieren sich abnormale Erregungsmuster (niedrigfrequente kortiko-striatale Oszillationen), die man z. Zt. mit guter Effektivität durch deren tiefe Elektrostimulation therapieren kann (dieses Verfahren eignet sich noch für ca. ein Dutzend weiterer psychiatrischer Erkrankungen, wie z. B. schwere Depression oder Zwangshandlungen) (Übersicht bei Miller 2009).

Möglicherweise kann ein von Fuentes et al. (2009) tierexperimentell entwickeltes Verfahren, falls es auf den Menschen übertragen werden kann, sehr viel einfacher bei PK hilfreich sein: Durch epidurale elektrische Stimulation der sensiblen (dorsalen) Säulen des Rückenmarks bei Mäusen mit PK lassen sich die aberranten kortiko-striatalen Oszillationen ebenfalls durchbrechen mit Rückkehr zu normaler Neuronenfunktion.

Bisher zuwenig berücksichtigt für die Früherkennung einer PK sind Riechstörungen. Ursache sind die engen neuronalen Verbindungen zwischen den Basalganglien und dem limbischen System. In beide werden Riecheindrücke eingespeist. Etwa 90 % der Patienten haben zum Zeitpunkt der Diagnose eine An- oder Hyposmie. Eine **Riechstörung kann der PK-Symptomatik 4–6 Jahre vorausgehen.** Die Routine-Diagnostik bedient sich so genannter Riechstäbchen aus Filz („Sniffin' Sticks"), die einen charakteristischen Duft verströmen. Differentialdiagnostisch sind sinusale Riechstörungen (z. B. Polypen) möglich, die auch nach endokrinen Störungen (u. a. Hypothyreose, Morbus Addison und Diabetes mellitus) aber lediglich vorübergehend auftreten können (Übersicht bei Meyer 2006).

Tab. 17: Differentialdiagnostik der Parkinson-Krankheit (Drach 2005)

- Demenz mit Lewy-Körperchen
- Zerebrale Mikroangiopathie
- Normaldruckhydrozepalus
- Multisystematrophie
- Kortikobasale Degeneration
- Progressive supranukleäre Parese
- Westphal-Variante der Corea Huntington
- Schwermetalle (Blei, Quecksilber)

Depressionen treten bei Parkinson-Patienten signifikant häufiger auf als in der Allgemeinbevölkerung. Sie beginnen häufig schon vor dem Auftreten der motorischen Symptome und gehen oft mit schweren Ängsten einher. Ursächlich werden die Depressionen bei PK auf einen zentralen Serotoninmangel zurückgeführt. Meistens klingen die Depressionen im Verlauf der PK ab. Zur Behandlung werden Serotonin-Wiederaufnahmehemmer empfohlen. Wegen der mit Depressionen und Angst einhergehenden kognitiven Einschränkung ist die Verwechslung mit einer Demenz möglich (Differentialdiagnose, Tab. 17) (Drach 2005).

Von der PK muss das Krankheitsbild **„Diffuse Lewy-Body-Disease"** abgegrenzt werden, bei der so genannte Lewy-Körperchen in Neuronen des Hirnstammes, des Diencephalons und des Neocortex nachzuweisen sind (Oertel und Hohlfeld 2001, Drach 2005). **Lewy-Körperchen** (LK) sind eosinophil, feinstrukturell aus 10 nm dünnen amyloidähnlichen Fibrillen (α**Synuclein**) aufgebaut und haben einen Durchmesser bis zu 4 Mikron und mehr (Cummings 2004). Die LK können das betroffene Neuron völlig ausfüllen. αSynuclein ist ein nichtgefaltetes Protein, das nur aggregrieren kann, wenn es an saure Phospholipidköpfe von Membranlipiden binden kann, die in Membrankompartimenten der Zellen, vor allem aber reichlich in der Mitochondrienmembran auftreten (Dawson und Dawson 2003, Stryer 1988). D.h. αSynuclein akkumuliert vor allem an Mitochondrien. Dabei wird folgender Circulus vitiosus ausgelöst, an dessen Ende der Zelluntergang steht: Geschädigt wird zunächst der Komplex I der mitochondrialen Atmungskette mit erhöhter ROS-Bildung. ROS wiederum triggern die Bildung von LK. Dazu kommt, dass bei Überaktivierung (Exzitotoxizität) von Glutamat-Rezeptoren der postsynaptischen neuronalen Membran die Bildung von Stickoxid (NO) und Peroxinitrit (ONOO-) stark erhöht wird, was wiederum die Bildung von LK fördert (Dawson und Dawson 2003).

Die Fibrillenbildung von αSynuclein regt die überschießende Bildung eines weiteren Fibrillentyps (**tau-Protein**) an. Es entwickelt sich aus den Proteinen der Mikrotubuli des Zytoskeletts. Tau-Proteine bilden mikroskopisch feine, schlingenartige Fäden („tangles"), wie sie bei allen neurodegenerativen Krankheiten einschließlich der Alzheimer Demenz auftreten.

Ein „reifes" LK besteht daher aus einem Konglomerat von αSynuclein-, tau-Filamenten und Phospholipidresten. Seit längerem ist bekannt, dass die PK mit Störungen in der mitochondrialen Atmungskette verbunden ist, wodurch motorische Neurone stark glutamatempfindlich werden (Dawson und Dawson 2003).

3.8.2 Alter und Alzheimer Demenz

Zwei Drittel aller Demenzkranken sind von der Alzheimer Demenz (AD) betroffen. In der Erforschung der AD steht die erbliche Komponente völlig im Vordergrund. Sie macht jedoch nur etwa 5% der AD Fälle aus (Fröhlich und Hoyer 2002, Golde 2002). Die dabei gewonnenen Ergebnisse werden einfach auf die nichterbliche AD, die abwertend „sporadische" genannt wird, angewandt. Trotz aller Bemühungen gibt es bisher nur symptomatische Therapieansätze (McGeer und McGeer 1995, Bachurin 2003, Heine 2007b). Das bedeutet, dass die bei erblicher AD gewonnene Erkenntnisse nicht einfach auf die sporadische AD übertragen werden dürfen (Heine 2004).

AD ist die verbreitetste neurodegenerative Erkrankung im Alter. In Deutschland gibt es zur Zeit etwa 1 Million Personen mit AD (Füsgen 2003). Nach Hesch (1997) ist in Deutschland mit einer Inzidenz von jährlich 50.000 Neuerkrankungen zu rechnen. In den USA waren im Jahr 2000 etwa 4,5 Millionen erkrankt (Füsgen 2003). Die Behandlungskosten wurden für 1996 auf 83,9 Milliarden Dollar geschätzt (Cummings 2004). (Für Deutschland muss demzufolge mit etwa 3,5 Milliarden gerechnet werden!) Der Prozentsatz an Personen mit AD wächst ab dem 60 Lebensjahr (mit ca. 1% Erkrankter) alle 5 Jahre um den Faktor 2; d. h., dass ca. 30% der 85-Jährigen betroffen sind (Cummings 2004, Nussbaum et al. 2003). Ohne Fortschritte in der Therapie werden sich die AD-Fälle in den USA bis zum Jahr 2050 auf 13,2 Millionen (Cummings 2004) erhöhen, umgerechnet bei uns auf über 3 Millionen.

Da die relative Sterberate bei Frauen seit 1950 gegenüber den Männern zurückgegangen ist, ist der größte Teil alter Menschen weiblich. In hohem Alter (> 80 Jahre) ist die Sterblichkeitsrate bei Männern gegenüber Frauen dreifach höher (Nikolaus et al. 2004). Daher ist auch der Anteil von Frauen mit AD höher (Hesch 1997). Dazu kommt, dass nach der Menopause die organprotektive Wirkung der Östrogene abnimmt und das Risiko an Alzheimer zu erkranken erheblich zunimmt (Hesch 1997).

3.8.2.1 Entwicklung der Alzheimer Demenz
Altern als proinflammatorischer Prozess („inflammaging") ist offensichtlich auch eine entscheidende Voraussetzung für die Entwicklung der AD (Übersicht bei Heine 2007). Das komplexeste Netzwerk in unserem Körper ist das Nervensystem, insbesondere die Gehirnrinde (Neocortex). Die Verarbeitung von Außen- und Inweltreizen mit emotionaler Abstimmung wird im Zusammenhang mit dem limbischen System geregelt. Dieser Ge-

hirnbereich verbindet und koordiniert mit dem Mandelkern, dem Hippocampus und über das Cingulum mit der Gehirnrinde (Zilles und Rehkämper 1998) (Abb. 15). Die gegenseitigen Verbindungen der Hirnrindenfelder erfolgen über die stammesgeschichtlich jungen Assoziationsbahnen (Abb. 16). Diese langen Bahnen sind aufgrund ihres späten Auftretens in der Stammes- und Entwicklungsgeschichte (erst mit Auftreten des Neocortex bei Säugetieren) auch nur schwach myelinisiert und daher besonders vulnerabel (Braak 2003). Die koordinieren u. a Gebiete für Lern- und Gedächtnisfunktionen sowie für soziales Erfolgs- bzw. Verlustverhalten (Braak 2003). Die wichtigsten Neurotransmitter entlang dieser Neuronenketten sind exzitatorisches Glutamat, Acetylcholin und Noradrenalin (Zilles und Rehkämper 1998). „Die Nachteile der flächenmäßig gewaltigen Entwicklung einfach gebauter, schwach myelinisierter Assoziationsgebiete höherer Ordnung liegen in der partiellen Unausgereiftheit dieser zum Teil erst in späten Phasen der Primatenentwicklung entstandenen Felder." (Braak 2003).

- In der Entwicklung der AD sind daher zuerst die markarmen Assoziationsbahnen betroffen (Braak 2003) (Abb. 15).

Es wäre zu diskutieren, ob nicht bereits im frühen Kindesalter durch Deprivation, d. h. durch jede Form von Stress und das dadurch bedingte neuronale Sauerstoffdefizit die ohnehin geringe Myelinisierung der Assoziationsbahnen gestört wird. Dann ist zeitlebens eine individuelle Vulnerabilität dieser Bahnen gegeben (Brandt 1981, Braak 2003). Bis sich jedoch ein summierendes Funktionsdefizit über unvermeidbaren „Lebensstress" im Sinne einer AD entwickelt, können mehr als 50 Jahre vergehen (Braak 2003). Da die Myelinisierung der Nervenbahnen bis zum 7. Lebensjahr abgeschlossen ist (Brandt 1981), kann darüber spekuliert werden, ob nicht AD bereits im frühen Kindesalter angelegt werden kann und durch kindgerechte Erziehung, z. B. liebevolle Zuwendung (Bedeutung der Spiegelneurone!), Schulung der Aufmerksamkeit und initiatives Verhalten durch Spielen sowie Entwicklung der Sensibilität und Motorik (insbesondere durch Musizieren) vermieden werden könnte (Braak 2003, Übersicht bei Heine 2007b).

3.8.2.2 Bedeutung der perineuralen extrazellulären Matrix (PECM)
AD ist nicht von der fortschreitenden alternsbedingten Sklerose der Gehirnarterien und deren physiologischen alterungsbedingten Gefäßrückbildung zu trennen (Torre 1999) (Abb. 15). Durch die dabei auftretenden Durchblutungsstörungen entstehen Versorgungsengpässe, von denen besonders die Assoziationsbahnen betroffen sind (Heine 2007b).

3. Altern

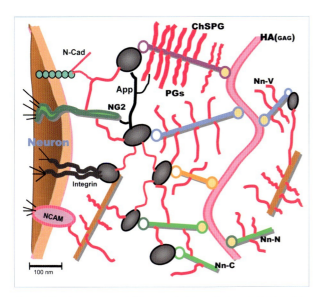

Abb. 17: Perineuronale Extrazelluläre Matrix (PECM). Die PECM wird von Proteoglykanen (PGs), Glykosaminoglykanen (GAG; Hyaluronsäure HA), Matrix-PGs (u. a. Appican App) und Strukturglykoproteinen (schwarze Ellipsen) gebildet. Der neuronale Zellzuckerober-flächenfilm enthält Heparansulfat PGs (NG2), Integrine und Zelladhäsionsmoleküle (N-Cad, N-Cadherin, NCAM neuronales Zelladhäsions-molekül). Diese Moleküle stehen mit den Zytoskelett (kurze schwarze Linien) in Verbindung. ChSPG Chondroitinsulfatprotein, Nn-C, Nn-N, NnV Spaltprodukte von PGs (Heine 2007b)

Zwischen Kapillaren und den zu versorgenden Nervenzellen ist eine Blut-Hirn-Schranke entwickelt, die das interne Milieu des Nervengewebes stabilisieren hilft. Die Schranke besteht aus untereinander verhafteten Kapillarendothelzellen, unterlagernder Basalmembran (ca. 60 nm dick) und ist gegen das Nervengewebe von einer lückenlosen Schicht untereinander verbundener, schuhartig verbreiterter Astrozytenfortsätzen bedeckt (Zilles und Rehkämper 1998). Die Endothelzellen überwachen enzymatisch den Stoffdurchtritt, vor allem von Glukose, wogegen Sauerstoff frei übertreten kann. Die Metaboliten werden von den Astrozytenfortsätzen aufgenommen und Katoboliten in den venösen Kapillarschenkel zurückgegeben (McGeer und McGeer 1995). Die Astrozyten nehmen u. a. an der Steuerung der Ionenkonzentration im Extrazellulärraum teil, der in der Hirnrinde immerhin 20% des Gesamtvolumens einnimmt (Zilles und Rehkämper 1998). Daher werden Astrozyten für die Aufrechterhaltung eines konstanten Ionenmilieus im Gehirngewebe verantwortlich gemacht (Zilles und Rehkämper 1998). Die Oligodendrozyten stellen eine weitere Gliazellform dar, die die Myelinisierung der Nervenfasern besorgen. Mikrogliazellen stellen die Phagozyten im ZNS dar. Sie entstehen aus Blutmonozyten, die während der Embryonalzeit in das ZNS eingewandert sind (McGeer und McGeer 1995).

Für die Entwicklung der AD ist die mit zunehmendem Alter sich durch Kollagenzunahme verbreiternde Basalmembran (beim 85-Jährigen um 50% gegenüber Jugendlichen;

Xi et al. 1982) als gestörter Diffusionsfilter von Bedeutung (Heine 2002). Der perineuronale PECM-gefüllte Extrazellulärraum kann einige Nanometer bis wenige Mikrometer breit sein (Heine 2004). Die den Extrazellulärraum strukturierenden Makromoleküle bilden wie in der Peripherie im wesentlichen die PG/GAGs (Abb. 17). In der PECM tritt als GAG nur Hyaluronsäure auf (Fox et al. 2002, Heine 2004, Margolis und Margolis 1994, Small et al. 1996) (Abb. 17).

Die PG/GAGs werden durch Vernetzungsglykoproteine (Fibronektin, Tenascin, Thrombospondin u. a. m.) untereinander vernetzt. Unter den PGs haben das zellmembranständige Heparansulfat-PG (HSPG) und das hyaluronsäuregebundene Chondroitinsulfat-PG (ChSPG) mit den dazwischen vermittelnden Matrix-PGs besondere Bedeutung (Fox et al. 2002, Heine 2007b) (Abb. 17). Aufgrund ihrer Wasserbindungs- und Ionenaustauscherfähigkeiten sind die PG/GAGs Garanten für Isoionie, Isoosmie und Isotonie in der PECM. Darüber hinaus ist die PECM ein dynamischer Speicher für Zytokine, Wachstumsfaktoren, Enzyme (u. a. Proteasen, Proteaseninhibitoren), Komplement- und Gerinnungsfaktoren, Prostaglandine, Transportlipoproteine wie das Apolipoprotein E und Adhäsionsfaktoren (Finch und Cohen 1997, McGeer und McGeer 1995, Heine 2004). Die momentane Situation im ZNS spiegelt sich daher in der Dynamik und Zusammensetzung der PECM wieder.

Im ZNS werden die PG/GAGs von Astrozyten und in geringem Umfang von den Mikrogliazellen gebildet (McGeer und McGeer 1995). Eine Besonderheit stellt die Synthese des Matrix-PGs **Appican** dar, das praktisch nur von Astrozyten (ca. 1% von Neuronen und Mikrogliazellen) gebildet wird (Abb. 17, 18) (McGeer und McGeer 1995, Pangalos et al. 1995). Auf jede Veränderung in der PECM reagieren die genannten Zellen mit einer situationsgerechten Synthese von PECM.

- **In der PECM fehlen jedoch die Strukturglykoproteine Kollagen und Elastin** (Übersicht bei Heine 2007b). Sie werden durch Appican ersetzt, das als Proteinrückgrat das für die Entwicklung der sporadischen AD entscheidend wichtige **Amyloidpräkursor-(Vorläufer-) Protein (APP)** enthält (Übersicht bei Heine 2007b).

Von besonderer Bedeutung für die Molekularsiebwirkung und Informationsleitung in der PECM sind die ChSPGs (Chondroitinsulfat PGs) und HSPGs (Heparansulfat PGs). Die ChSPGs hemmen das Neuritenwachstum und halten dadurch die Nervenzellmembranen auf Distanz (Fidler et al. 1999, Iozzo 1998, Snow et al. 2001). Die zellmembran-

3. Altern

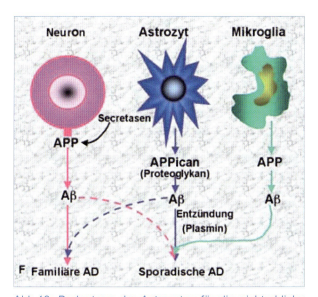

Abb.18: Bedeutung der Astrozyten für die nichterbliche (sporadische) Alzheimer Demenz. Das überwiegend nur von Astrozyten gebildete Proteoglykan Appican wird unter den proinflammatorischen Bedingungen der AD proteolytisch (Plasmin) in das Amyloidpräkursorprotein (APP) und weiter in amyloidogene Aβ Proteine gespalten. Bei erblicher (familiärer) AD wird APP von Neuronen gebildet und durch Sekretasen innerhalb der Neuronmembran in amyloidogene Aβ Proteine gespalten. Der von Mikrogliazellen gebildete geringe APP Anteil wird extrazellulär proteolytisch gespalten. Die gebrochenen Linien weisen auf einen kleinen wechselseitigen zellulären Beitrag von Aβ (man beachte den wichtigen Unterschied in der Aβ Bildung bei nichterblicher und erblicher AD) (Herine 2004).

ständigen HSPGs wie das Syndecan helfen auf der neuronalen Zellmembran Hormone, Wachstumsfaktoren und Zytokine so zu akkumulieren, dass sie in raum-zeitlich geeigneter Weise ihren Rezeptoren zur Verfügung gestellt werden können. Da sie an ihre Heparansulfatketten Ca2+-Ionen binden und damit vorrätig halten können, sind sie für die regelhafte Depolarisation und synaptische Aktivität neuronaler Membranen von großer Bedeutung (Iozzo 1998, Gallo und Chittajallu 2001).

Die PECM ist zwischen Neuronen und Gliazellen ausgespannt, wodurch diese, nach Art gekoppelter Federn, unter eine die Zellfunktionen fördernde Vorspannung geraten (Hogan 1995, Chiquet 1999, Heine 2004). Haftstellen zwischen Nervenzellen und PECM sind membranständige PGs, Adhäsionsmoleküle, Glykosphingolipide und von besonderer Effektivität die Integrine der Nervenzellmembran (Milner et al. 2002, Perumpanani et al. 1998, Tadokoro et al. 2003) (Abb. 18).

Die genannten Moleküle stehen mit dem Zytoskelett in Verbindung. Dadurch können praktisch alle Zellreaktionen über die PECM beeinflusst werden (Übersicht bei Heine 2007a, b). Allerdings scheinen nur die Integrine in der Lage zu sein, Signale auch aus dem Zellinneren an die Rezeptoren und von dort an die PECM weitergeben zu können (Fox und Caterson 2002). Generell sind Integrine in der Lage PECM-Komponenten zu binden, die ein sogenanntes RGD-Motiv (Arginin-Glycin-Asparagin) enthalten. Dazu gehören das

Proteinrückgrat der PGs und die Vernetzungsglykoproteine. Die PECM erfährt dadurch eine selbstorganisierende Stabilität (**"Tensegrität"**), die als Viskoelastizität schockabsorbierend wirkt und alle Reaktanten in der PECM in eine funktionsgerechte molekulare Konformation sowie Lage zueinander bringt (Ingber 1998, Streuli 1999, Übersicht bei Heine 2007b). Diese Grundspannung steuert auch die Genexpression der Nervenzellen (Chiquet 1999, Ingber 1998) sowie die matrixvermittelte Chemotaxis und Haptotaxis von Glia- und Mikrogliazellen (Perumpanani et al. 1998, Streuli 1999). Über die PECM werden auch die nötigen Säuren- und Basenäquivalente für die Nervenzellen bereitgestellt, vor allem der durch intra- und extrazellulär auftretende Karbohydrase geregelte Kohlensäure/Bikarbonat (H_2O_3/HCO_3^-) Puffer. Er ist für die Regelung des pH-Wertes in Nerven- und Gliazellen notwendig (Deitmer 1995). Zu den wichtigsten pH-induzierten Vorgängen gehören (Deitmer 1995):

- Die Beeinflussung der Erregbarkeit der Nervenzellen,

- die Erregungsleitung zwischen den Astrozyten über gap junctons ("elektrische Synapsen"),

- die Kontrolle von Enzymaktivitäten,

- Informationsleitung und Informationsverarbeitung im Bereich von Synapsen.

Große Bedeutung für die Signalleitung haben rasch wechselnde pH-Transienten (pH-Schwankungen zwischen den Oberflächen von Neuronen und Astrozyten).

- Bei azidotischer Stoffwechsellage, wie sie u. a. bei anhaltenden Befindensstörungen, chronischen Krankheiten und im Alterungsprozess auftritt, ist somit auch mit einer Störung zentralnervöser Funktionen zu rechnen. Dass das Säuren-Basen-System offenbar mit Gedächtnisleistungen zu tun hat, zeigt sich daran, dass bei azidotischer Stoffwechsellage u. a. anhaltende Befindensstörungen, chronische Krankheiten, Tumoren und dem Alterungsprozess entsprechende Störungen zentralnervöser Funktionen auftreten (Übersicht bei Deitmer 1995).

Die pH-Transienten und Tensegrität sind von besonderer Bedeutung für die Assoziationsbahnen, die zeitlich genau abgestimmt arbeitende Neuronenketten darstellen (**synfire chains**) (Ikegaya et al. 2004) (Abb. 16). Diese zeichnen sich durch synchrone Summation exzitatorischer postsynaptischer Potenziale aus, wodurch die Erregungen in den Ketten eine präzise Zeitabstimmung erfahren. Erst durch diese raum-zeitlichen Erregungsmuster können komplexe Muster in der Hirnrinde aufgebaut werden, die die Grundlage höherer geistiger Aktivitäten darstellen (Ikegaya et al. 2004).

Die amyloide Plaquebildung bei AD tritt zuerst in der PECM der vulnerablen Assoziationsbahnen auf. Es ist daher nicht erstaunlich, dass bei Entwicklung der AD typischerweise als erster sicherer Hinweis Unsicherheiten im Ablesen oder Aufzeichnen eines Uhrzifferblatts mit einer bestimmten Zeigerstellung auftreten (Abb. 19). Dies ist gleichzeitig eine Bestätigung des Konzeptes der synfire chains.

3.8.2.3 Die Bedeutung von Appican für die Entwicklung der Alzheimer Demenz

Das im Wesentlichen von Astrozyten gebildete Appican stellt ein PG mit einem Proteinrückgrat aus 695 bis 770 Aminosäuren dar, das am Serin 637 und 660 je eine polymere Chondroitinsulfatseitenkette trägt. Dadurch wird die Selbstaggregation des Moleküls verhindert (Iozzo 1998, McGeer und McGeer 1995). Diese Serinbindungen sind außerordentlich empfindlich gegen die Serinprotease Plasmin, wie sie bereits proinflammatorisch aus PECM-gebundenem Plasminogen generiert werden kann (McGeer und McGeer 1995, Finch und Cohen 1997). Dabei abgespaltene kurze Bruchstücke des Proteinrückgrats von Appican (ca. 42 Aminosäuren lang) bilden die plaquebildenden amyloidogenen $A\beta$-Proteine bei AD (McGeer und McGeer 1995, Saitoh und Mook-Jung 1996, Heine 2007b) (Abb. 22).

Daraus ergibt sich eine bisher nicht beachtete, aber sehr wesentliche Unterscheidung von nichterblicher (sporadischer) und erblicher AD (Heine 2007):

- **Bei der sporadischen AD, die ca. 95% der Fälle ausmacht, steht der Astrozyt und nicht das Neuron im Mittelpunkt!**

Mittels Mikrodialyse der interstitiellen Flüssigkeit in der PECM hirnverletzter Menschen wie auch tierexperimentell konnte gezeigt werden, dass das $A\beta$-Protein ein normaler Bestandteil in der extrazellulären Flüssigkeit des Gehirns ist (Brody et al. 2008). Dieser lösliche $A\beta$-Anteil entsteht offensichtlich durch den proteolytisch gesteuerten normalen Umsatz von Appican; d. h. es gibt eine Rückkopplung zwischen den Plasmin-bildenden Gehirn-Makrophagen (Mikroglia) und der Aktivität der Nervenzellen. Stets liegt daher zwischen Appican und seinen Abbauprodukten ein Gleichgewicht vor, das großen Einfluss

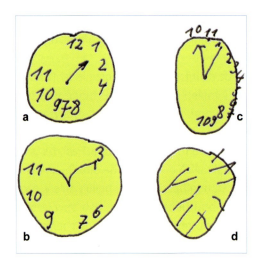

Abb. 19: a-d Zunehmend gestörtes Uhrenzeichnen bei Alzheimer-Patienten (unter Verwendung einer Abbildung von Maurer 2003).

auf die Gewebsspannung („Tensegrität") im Gehirn hat. Brody et al. (2008) konnten in der extrazellulären Flüssigkeit im Gehirn neurochirurgischer Patienten eine strenge Korrelation zwischen neurologischem Status und Aβ-Konzentrationen messen: Bei Besserung des neurologischen Zustandes stiegen die interstitiellen Aβ-Konzentrationen wieder an und umgekehrt. Das bedeutet, dass bei Verschlechterung des Zustandes das lösliche Ab weiter abgebaut wird und daher auch nur in geringerer Menge im Liquor cerebrospinalis nachweisbar ist. Vergleichbar aktiviert die bei AD in der PECM auftretende proinflammatorische Situation die Mikrogliazellen, vermehrt Appican abbauendes Plasmin bereitzustellen.

Während bei „sporadischer" AD die Aβ-Peptide durch Plasminspaltung aus Appican gebildet werden, überwiegt bei den wenigen Fällen von **erblichem Alzheimer** die Aβ-Produktion durch Neurone. Dabei wird das Amyloidvorläuferprotein (APP) bereits bei Durchschleusung durch die neuronale Zellmembran intramembranös durch gamma-Sekretasen (Presenilin) in die plaquebildenden Ab-Proteine gespalten (Nussbaum und Ellis 2003, Pangalos et al. 1995, Yosojima et al. 2001, Taylor et al. 2002).

Die APP-Bildung ist übrigens nicht auf Neurone beschränkt, es kann von allen Zellen im Körper gebildet werden. APP ist wasserlöslich und hilft den onkotischen Druck im Körper zu regulieren. Amyloidose ist entsprechend auch von allen anderen Organen bekannt (McGeer und McGeer 1995). Appican ist dagegen ausschließlich auf das ZNS beschränkt.

3.8.2.4 Die Ammenfunktion der Astrozyten
Für die Ammenfunktion der Astrozyten bezüglich der Neurone ist es von entscheidender Bedeutung, dass Astrozyten ähnlich wie die Fibroblasten untereinander informativ über gap junctions (nexus) gekoppelt sind. Dadurch entsteht ein funktionales Syncytium, das den Austausch und Weiterleitung kleiner informativer Moleküle, u. a. Metabo-

3. Altern

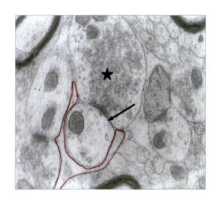

Abb. 20: Großhirn einer Maus. Abschirmung einer Synapse durch Fortsätze eines Astrozyten (durchgehende Linie). Der Pfeil weist auf die Synapse. Der Stern kennzeichnet den präsynaptischen Bereich eines Neuriten gefüllt mit Neurotransmittervesikeln. (Vergrößerung 7500fach) (Heine 2007b).

liten, Kataboliten und zweite Boten (z. B. Calcium-Ionen und Wachstumsfaktoren), erlaubt (Reuss und Unsicker 1998, Scemes 2007). Das Syncytium kontrolliert die situationsgerechte Synthese der PECM wodurch eine maximale Ver- und Entsorgung der Neuronen gewährleistet wird. Denn die Bereitstellung der basalen Mediatoren für den Energiestoffwechsel der Neurone erfolgt über die Astrozyten in Form eines Shuttle-Mechanismus (Abb. 20, 21). Dieser weist einen biphasischen Rhythmus auf, über den unmittelbar den Neuronen Glukose oder deren Umbauprodukt, die Milchsäure, als Energielieferanten übermittelt werden (Barres und Smith 2001, Beattie et al. 2002, Kasischke und Webb 2004). Die Energie (Elektronen) zur Generierung dieser Energieträger wird von dem Redoxpaar NAD^+:NADH bereitgestellt (Kasischke und Webb 2004).

Auch das für den Membranstoffwechsel, vor allem von Synapsen, unerlässliche Cholesterin sowie wichtige Intermediärmoleküle des Zitronensäurezyklus (z. B. Glutamat, Glutamatsynthetase und αKetoglutaraldehydrogenase) und Fettsäurestoffwechsels werden von den Astrozyten an die Neurone geliefert (Stryer 1988, Barres und Smith 2001, Gallo und Chittajallu 2001). Das Cholesterin wird zum Transport an Apolipoprotein E (Apo E) gebunden (Gallo und Chittajallu 2001). Isoformen des ApoE, wie das Apo E4, transportieren allerdings bevorzugt plaquebildende Aβ-Moleküle und fördern damit die AD-Entwicklung (Finch und Cohen 1997).

Die Ammenfunktion der Astrozyten hat auch eine Schlüsselfunktion im Umsatz der wichtigsten exzitatorischen und inhibitorischen Neurotransmitter, dem Glutamat und der gamma-Aminobuttersäure (GABA). Dazu werden von den Astrozyten αKetoglutaratdehydrogenase und Glutaminsynthetase zu den Neuronen transferiert, die diese Enzyme selbst nicht herstellen können (Gallo und Chittajallu 2001, Miller und Cleveland 2005).

Das bei der neuronalen Transmittersynthese anfallende überschüssige Glutamat und Ammoniak müssen aber sofort aus den Neuronen zu den Astrozyten zurückgebracht wer-

Befindensstörungen – Chronische Krankheiten – Altern

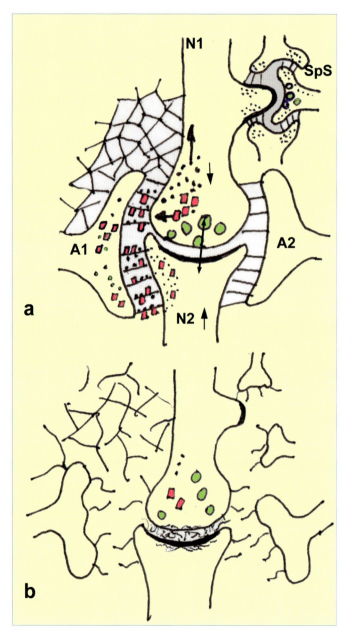

a Die Synapse (Doppelpfeil) zwischen dem Nervenzellfortsatz (Dendrit) (N1) und (N2) wird durch verbreiterte Enden von Astrozyten (A1, A2) mit Mikrodomänenbildung (Pfeilköpfe) stabilisiert. Auf der linken Seite ist der Shuttle-Prozess zwischen Astrozyt und Nervenzellfortsatz dargestellt (Punkte). Der nach links gerichtete Pfeil zeigt den Shuttle-Betrieb zwischen Nervenzellfortsatz und Astrozyten (Quadrate). Der Pfeil in Längsrichtung von N1 weist auf den Transport der aufgenommenen Moleküle in Richtung Zelllaib des zugehörigen Neurons. SpS Synapsen an einem Dendritendorn (Spine), abgesichert durch Astrozytenfortsätze mit Mikrodomänen (M).

b Destruierte Mikrodomänen und Synapsen im Bereich einer Alzheimer Plaque (Heine 2007b).

Abb. 21: Normale und gestörte Ammenfunktion der Astrozyten.

den, da sonst die beteiligten Neurone beschädigt werden oder untergehen. Die die Synapsen abdeckenden Astrozytenfortsätze haben dafür spezielle Rezeptoren, die Glutamat und Ammoniak regeln. Bei Bedarf können sie wieder an die Neuronen zurückgegeben werden können.

Auch überschüssige Neurotransmitter sowie freigesetzte „abgenutzte" Rezeptoren der postsynaptischen Membran können über die angrenzende Astrozytenmembran aufgenommen und zu zelleigenen sowie wieder ausschleusbaren Produkten weiterverarbeitet werden (Gallo und Chittajallu 2001, Beattie et al. 2002). Dabei kann u. a. Glutamat unter Verwendung von Ammoniak zu Glukosamin umgebaut werden, das wiederum Grundbaustein für die PG/GAG-Synthese ist (McGeer und McGeer 1995).

Die Synapsen werden eng von Astrozytenfortsätzen umgeben (Abb. 20, 21). Der Spaltraum zu den Synapsen-Membranen ist nicht größer als ca. 20 bis 50 nm. Dadurch werden die shuttle-Prozesse außerordentlich erleichtert. Der Spaltraum wird von den Membranoberflächenmolekülen (Glykokalyx) der sich gegenüberliegenden astrozytären und neuronalen Zellmembran überbrückt (Abb. 21). Dabei werden geordnete Kompartimente gebildet, die als **Mikrodomänen** bezeichnet werden (Gallo und Chittajallu 2001) (Abb. 21). Bei deren Gestaltung spielen membranständige HSPGs und Adhäsionsmoleküle (N-CAMs und N-Cadherine) eine entscheidende Rolle (Dustin und Colman 2002) (vgl. Abb. 17). Die negativ geladenen sich gegenüberliegenden HSPGs der neuronalen und astrozytären Zelloberflächen bilden untereinander Brücken, die den Stofftransport von Proteinen und Ionen zum und vom Neuron regeln, während die Adhäsionsmoleküle durch homophile Bindungen (gemeinsame Hydrathülle) die Membranen koppeln und auf den jeweils funktionell geeigneten Abstand einstellen (Dustin und Colman 2002, Heine 2007b). Die N-Cadherine sind die Nervenzellmembran einfach durchsetzende Glykoproteine, die eine Schlüsselrolle bei Ca^{2+}-abhängiger Zellhaftung spielen (Marambaud et al. 2003). Das Kalzium kann in den HSPGs vorrätig gehalten werden. Darüber hinaus werden N-Cadherine mit Lernen und Erinnerung in Zusammenhang gebracht (Marambaud et al. 2003). Über die Mikrodomänen werden daher das kinetische Profil der Synapsen und damit die zeitliche Auflösung des Informationstransfers gesteuert. Werden, wie bei AD, die perisynaptischen Mikrodomänen destruiert, gehen auch die betroffenen Synapsen unter (Gallo und Chittajallu 2001, Dustin und Colman 2002) (Abb. 21).

3.8.2.5 Alzheimer Demenz- eine auf das Gehirn begrenzte unspezifische Entzündung
Untersuchungen der ECM am gealterten Gelenkknorpel haben gezeigt, dass es im Alter

bei den PG/GAGs zu einer Verkürzung des Proteinrückgrats sowie der Zuckerseitenketten kommt. Auch Hyaluronsäure wird kürzer (Stuhlsatz und Greiling 1982). Da die ECM der Peripherie qualitativ die gleichen PG/GAGs - bis auf Appican - wie das ZNS aufweist (Fox und Caterson 2002), sind die Befunde an der ECM des Knorpels prinzipiell auf die PECM übertragbar (Übersicht bei Heine 2007b).

Während die Verkürzung der Proteinketten auf eine zunehmende alternsbedingte Aktivierung proteolytischer Enzyme zurückzuführen ist, ist dagegen bei Polysaccharidketten eine Abnahme der Glutaminsynthetase im Alter zu beobachten (Finch und Cohen 1997, McGeer und McGeer 1995). Durch diesen Enzymmangel steht der Grundbaustein der Zuckerpolymere der PG/GAGs, das Glukosamin, nicht mehr ausreichend zur Verfügung (Finch und Cohen 1997) (vgl. Abb. 4).

- Im ZNS tritt Glutaminsynthetase nur in Astrozyten auf (McGeer und McGeer 1995). Zur Bildung von Glutamin verbrauchen Astrozyten 98% des von peripher ins ZNS gelangenden sowie des vor Ort gebildeten Ammoniaks (Finch und Cohen 1997). Bei Entwicklung der AD wird wegen Störung der Ammenfunktion der Astrozyten die Glutaminsynthetase zusätzlich stark (um ca. 40%) verringert (Finch und Cohen 1997). Endeffekt ist ein erheblicher Überschuss des unverbrauchten neurotoxischen Ammoniaks (McGeer und McGeer 1995).

Davon werden als erste die exzitatorischen glutamatergen Synapsen der leicht vulnerablen Assoziationsbahnen betroffen (Abb. 15). Dabei machen sich Glutaminrezeptoren der postsynaptischen Membran „selbständig" und initiieren irreguläre Erregungen (Schlesinger 2003, Heine 2007b). Dadurch wird ein synchrones synaptisches Feuern in den betroffenen Assoziationsketten zunehmend unmöglich. Bei den acetylcholinergen Synapsen ist es ähnlich, weil die Neurone allmählich vom Nachschub an Cholin abgeschnitten werden. Auf diese Weise werden u.a Assoziationsbahnen im Bereich des Hippocampus zunehmend funktionell geschädigt mit Verlust von Lern- und Gedächtnisleistungen (Braak 2003) (Abb. 15).

Bei alternsbedingter Abnahme der PG/GAGs kann die Netzstruktur der PECM jedoch nur gehalten werden, wenn entweder mehr PG/GAGs gebildet werden, was aufgrund des Enzymmangels nicht möglich ist, oder sich die Halbwertszeiten der PG/GAGs (ca. 2 Wochen) drastisch verlängern. Dies wird über den Pathomechanismus der nichtenzymatischen Glykosilierung erreicht (Heine 2007b). Zunächst werden die dabei entstehenden

3. Altern

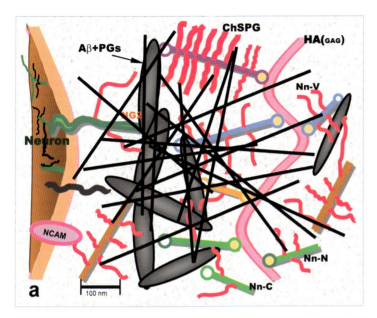

a: Plaquebildung in der PECM. a Feinstrukturelles Schema der beginnenden Plaquebildung durch starke Vermehrung und Polymerisation amyloidogener Spaltprodukte unter Einschluss aller PECM Komponenten (Aβ+ GPs). Das Neuron reagiert darauf mit „tangle" (Gespinnst) Bildung (vom Zytoskelett abzweigende schwarze Fäden).

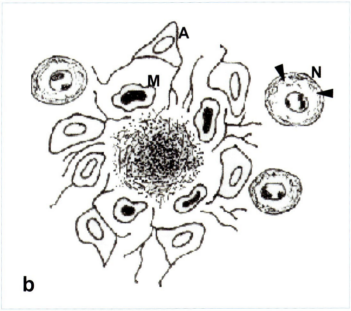

b: Lichtmikroskopisches Schema einer Alzheimer Plaque. Um ein amorphes Zentrum aus Aβ Proteinen und destruierten PECM Komponenten liegt ein Hof aus Mikrogliazellen (M), dem nach außen Astrozyten (A) folgen. Dazwischen irreguläre Astrozytenfortsätze. Peripher liegen im Untergang begriffene Neurone (N) mit „tangle" Bildung (Pfeilköpfe). Vergrößerung ca. 500 fach. (Abkürzungen s. Abbildung 17) (Heine 200b).

Abb. 22: Plaquebildung in der PECM.

Advanced Glycation Endproducts (AGEs) von Mikrogliazellen phagozytiert, was ihnen anscheinend über lange Zeit auch gelingt. Werden mit zunehmendem Alter AGEs beschleunigt gebildet (u. a. zunehmender Altersdiabetes, Sauerstoffmangel) können sie einen Umfang erreichen, der zu einer „frustranen" Phagozytose führt mit Freisetzung von Sauerstoffradikalen (ROS) und lysosomalen Proteasen aus den Mikrogliazellen in die PECM (McGeer und McGeer 1995). Dadurch werden vermehrt Appikanmoleküle in plaquebildende Ab-Proteine gespalten, für die die bereits vorhandenen AGEs zu Kondensationspunkten und Katalysatoren der Plaquebildung werden (McGeer und McGeer 1995) (Abb. 22). Deshalb wachsen und vermehren sich die Plaques unter Einschluss von AGEs, Cholesterin und Entzündungsmediatoren (Arlt et al. 2001). Die Ab-Proteine wirken zusätzlich chemotaktisch auf Mikrogliazellen, wodurch die entzündliche Plaquebildung weiter verstärkt wird (McGeer und McGeer 1995). Die Mikrodomänen zwischen Astrozyten und neuronalen Synapsen werden im Plaquebereich destruiert, die Synapsenfunktion wird irregulär und schließlich eingestellt (Heine 2007b) (Abb. 21, 22).

Im Zuge der extrazellulär entstehenden Plaquebildung kommt es in deren Randbereich zu einer typischen Reaktion der Neurone aufgrund von Substratmangel. Sie reaktivieren den Zellteilungszyklus, den sie jedoch nicht bis zu Ende durchführen, vorher starten sie das Selbstmordprogramm der Zelle (Apoptose) (Copani et al. 2002). Dies geschieht jedoch erst dann, wenn sich im Verlauf der Mangelversorgung intraneuronal gebildete tau-Proteine an das Zytoskelett anlagern und ein so genanntes Fibrillengespinst („tangels") bilden. Die tau-Proteine vernetzen das Zytoskelett, stören damit den Zellstoffwechsel und tragen dadurch zur Apoptose bei (Copani et al. 2002, Taylor et al. 2002) (Abb. 22). AGEs und die in diese pathologische ECM eingebetteten teilreaktivierten Neurone etablieren eine **„Pseudotensegrität"**, die die, wenn auch zunächst nur wenig geminderte Hirnleistung über eine individuell lange Zeit halten kann. Tierexperimentell konnte dies an transgenen Mäusen, die spontan Alzheimer-Plaques entwickeln, bestätigt werden (Busche et al. 2008). Die von Heine (2004) entwickelte Theorie, dass sich zuerst die Alzheimer-Plaques in der PECM bilden und dann erst die tangle-Bildung mit Neuronenuntergang folgt, hat sich unterdessen bestätigt (Beckmann 2004).

Die Plaque zeigt schließlich eine bestimmte Pathomorphologie (Abb. 22): Um einen amorphen PECM-Aβ-Kern liegt ein Hof aus Mikrogliazellen, dem außen Astrozyten folgen. Zwischen diesen treten irreguläre Dendritensprossungen auf, sie stellen einen frustranen Versuch zur Wiederherstellung von Synapsen dar (McGeer und McGeer 1995). In der Umgebung finden sich apoptotische Neurone mit tangle-Bildung.

3. Altern

- Das entzündliche Geschehen der AD-Plaquesentwicklung bleibt jedoch auf das Gehirn begrenzt und ist erstaunlicherweise ödemfrei, d. h. das adaptive Immunsystem (B- und T-Lymphozyten) wie auch Granulozyten sind daran nicht beteiligt (McGeer und McGeer 1995, Finch und Cohen 1997). Wegen der Ödembildung wäre dies mit dem Leben nicht vereinbar. Diese Sonderform der Entzündung dürfte auch Ursache dafür sein, dass von den Betroffenen die Erkrankung über viele Jahre bis Jahrzehnte nicht bemerkt wird (Finch und Cohen 1997).

Dass das adaptive Immunsystem ferngehalten wird, scheint mit der alterungsbedingt starken Verbreiterung und damit Umstrukturierung der Basalmembran der Blut-Hirn-Schranke zu tun zu haben (Heine 2007). Dadurch wird deren Astrozytenbarriere so verändert, dass keine Abwehrzellen die Barriere mehr passieren und sich keine Adhäsionsmoleküle für Abwehrzellen auf der luminalen Seite der Kapillarendothelzellen bilden können (Übersicht bei Heine 2007b).

3.8.2.6 Therapeutische Konsequenzen

Aus biologisch-medizinischer Sicht wäre der beste Weg zur Verhinderung der Entwicklung einer AD, dass schon bei Kindern durch Erziehung und ausgewogene überwiegend pflanzliche und nährstoffreiche Ernährung die bei unvermeidlichem Lebensstress vermehrt anfallenden radikalen Sauerstoffionen unter Kontrolle gehalten werden. Treten jedoch mit beginnendem Alter (>50 Jahre) Anzeichen einer Demenz auf, dann ist das Wichtigste die Umstellung der Lebensführung (vor allem Kalorienrestriktion, sowie geistige und körperliche Aktivität (Solfrizzi et al. 2003)). Geringen Erfolg haben im Anfangsstadium Entzündungshemmer (nichtsteroide Antiphlogistika u. a. Azetylsalicylsäurederivate) und COX (Cyclooxigenase)-2-Hemmer (Bachurin 2003, Füsgen 2003). Statine (Lipidsenker) und Östrogene haben sich nicht als Therapieoptionen bewährt (Copani et al. 2002, Bachurin 2003). Auch Azetylcholinesterasehemmer (u. a. Donepezil) und der Glutamatrezeptor-Antagonist Memantine (ca. ein Drittel aller Synapsen im ZNS sind glutamaterge Synapsen) haben lediglich symptomatische geringe Erfolge (Bachurin 2000, Reisberg et al. 2003).

Da die führende Theorie zur Ätiologie der AD die „Amyloid β–Peptid Hypothese" ist, wurde zunächst tierexperimentell versucht, durch eine aktive Immunisierung mit Anti-$A\beta_{42}$- Antikörpern die AD-Plaquebildung zu vermindern. Dies gelang, jedoch mussten die Immunisierungsbehandlung beim Menschen wegen ernster Nebenwirkungen (Encephalitis!) eingestellt werden (Hock 2003, Beckmann 2004). In jüngster Zeit konnte jedoch von Holmes et al. (2008) eine, mit einem neuen nebenwirkungsfreien Antikörper gegen $A\beta_{42}$ (**AN1** 792, Elan Pharmaceuicals) in einer Phase-I-Studie gezeigt werden, dass sich bei den mittelschwer bis schweren AD-Patienten die Plaquelast gegenüber den Kontrollen erheblich mindern ließ, z. T. auch bis zum Verschwinden gebracht werden konnte. Feingewebliche post-mortem Untersuchungen von 8 Gehirnen zeigte, dass dadurch selbst bei komplett abgebauten Plaques der Weg in eine schwere, tödlich verlaufende Demenz jedoch nicht verhindert werden konnte (Holmes et al. 2008). Das bedeutet, dass eine Reduktion der Plaquelast anscheinend nichts an der Entwicklung einer AD ändern oder die Überlebenszeit verlängern kann (Holmes et al. 2008, Holzmann et al 2008).

- Es mehren sich unterdessen die Hinweise, dass die Amyloid-Plaques bei AD nicht allein für die Progression des Krankheitsverlaufes verantwortlich sein können (Holmes et al 2008, Wagner et al. 2008). **Dies ist ein wichtiges Argument für die Ammoniak-Hypothese der AD.**

Im Laufe des Lebens werden durch AGEs- und überschießende ROS-Bildung nicht nur das Molekularsieb der ECM und PECM in Verschlackungsprozesse getrieben, sondern auch die Bildung wichtiger Enzyme u. a. des Intermediärstoffwechsels herabgesetzt. Dabei führt die dramatische Abnahme der Glutaminsynthetase bei AD u. a. nicht nur zu einer Abnahme von Glukosamin, dem Grundbaustein der PG/GAGs, sondern auch zu einer **erheblichen Zunahme von Ammoniak** im Gehirn (verstärkt durch zusätzlichen Ammoniak bei bestehenden Darm- und Leberfunktionsstörungen). Ammoniak führt zur Funktionsminderung der Astrozyten und deren Ammenfunktion. Nicht bewältigter Ammoniak treibt diesen Prozess voran und wirkt auch direkt neurotoxisch (Übersicht bei Häberle et al. 2004). Leider ist diese die AD beschleunigende Situation für die Therapie bisher nicht erkannt worden. Das Ammoniakproblem bei AD muss daher dringend genauer untersucht werden, da für die Ammoniakentgiftung gut wirksame preiswerte Präparate (auf L-Orthin-L-Aspartat Basis) zur Verfügung stehen (Häberle et al. 2004).

3.9 Übersicht

Das Alter, die Lebensphase ab 60 Jahren, ist ein eigenständiger Lebensabschnitt. Er ist geprägt von der „Physiosklerose" der Arterien, denn der „normale" Alterstod ist ein Herz-Kreislauf-Versagen. Hier spiegelt sich eine stammesgeschichtliche Tatsache wieder, näm-

3. Altern

lich dass der Mensch zu hoher geistig-psychischer Repräsentanz gelangt ist, ohne dass seine für Säugetiere vergleichsweise primitiven Kreislaufverhältnisse hätten Schritt halten können. Mit dem Alterungsprozess wird gleichzeitig die Gefäßversorgung des Gehirns bis fast auf das Niveau eines Kleinkindes reduziert. Dadurch wird Altersdemenzen erheblich Vorschub geleistet. Dazu trägt der stressbelastete Alternsprozess als proentzündliches Geschehen („inflammaging") ebenfalls bei. Sehr häufig sind beginnende Gedächtnisstörungen und Stressfaktoren (falsche Ernährung sowie körperliche und geistige Immobilität; zusammengefasst unter dem Begriff „frialty") mit Depressionen verbunden, wodurch der Alterungsprozess und Demenzleiden beschleunigt werden. Während die Parkinson-Krankheit zellulären Ursprungs ist aufgrund des Verlustes dopaminerger Neurone im Hirnstamm, ist die Alzheimer Demenz (AD) an alternsbedingte Veränderungen („Verschlackung") der perineuronalen extrazellulären Matrix (PECM) gebunden. Dies ist an mit Minderleistungen aller Enzyme und Organfunktionen gekoppelt. Dadurch kommt es zu Glukoseverwertungsstörungen (Altersdiabetes), vermehrter Bildung radikaler Sauerstoffspezies und zunehmender Verschlackung mit Übersäuerung der ECM. Im Gehirn führt dies zur Entstehung von Alzheimer Plaques. Diese sind zwar histologisch kennzeichnend für die AD, aber funktionell nicht ausschlaggebend für das demenzielle Verhalten der Patienten. Vielmehr sind die Wegbereiter zunehmende Störungen in der Ammenbeziehung zwischen Astrozyten und Neuronen. Diese beziehen Schlüsselenzyme des mitochondrialen Zitronensäurezyklus und des Fettstoffwechsels sowie Cholesterin und Grundbausteine von Neurotransmittersubstanzen von den Astrozyten. Andererseits bilden die Astrozyten auch die Komponenten der PECM. Für diese benötigen die Astrozyten Ammoniak. Wird wie im Alterungsprozess die den Ammoniak verwertende Glutaminsynthetase verringert, bei gleichzeitiger Funktionseinbuße der Ammoniakentgiftung vor allem in der Leber, entstehen allmählich toxische Ammoniakkonzentrationen im Gehirn. Da Nervenzellen keine Enzyme des Harnstoffzyklus haben, kann Ammoniak von ihnen nicht entgiftet werden. Dadurch wird die Ammenfunktion der Astrozyten schwer beeinträchtigt bis hin zum Untergang der nicht mehr versorgten Neurone. Vordringlich für die Therapie der AD, aber bisher nicht erkannt, ist daher die Ammoniakentgiftung des Gehirns.

4. Literatur

Aarsland D, Zaccai J, Brayne C. A systematic review of prevalence studies of dementia in Parkinson's disease. Mov Disord 2005; 10: 1255-1263

Alan C, Clemetson B. Histamine and ascorbic acid in human blood. J Nutr 1980: 110: 662-668

Anemüller H. Das Grunddiät-System. 4. Aufl. Stuttgart: Hippokrates; 1993

Antebi A. The tick-tock of aging? Science 2005; 310: 1911–1913

Artero S, Ancelin ML, Portet F et al. Risk profiles for mild cognitive impairment and progression to dementia are gender specific. J Neurol Neurosurg 2008doi: 10. 1136/junp. 2007; 136903

Bachurin SO. Medical chemistry approaches for the treatment and prevention of Alzheimer's disease. Med Res Rev 2003; 23: 48–88

Badman MK, Flier JS. The gut and energy balance: visceral allies in the obesity wars. Science 2005; 307: 1909-1914

Bäckhed F, Leyet RE, Sonnenburg JL et al. Host-bacterial mutualism in the human intestine. Science 2005; 307: 1915-20

Baltrusch HJ. Psychosozialer Stress, Krebs und Krankheitsbewältigung. Mitteilungsdienst GBK1984; 44: 7

Barnes JW. Requirement of mammalian timeless circadian rhythmicity. Science 2003; 302: 439-442

Barres BA, Smith SJ. Cholesterol-making or breaking synapse. Science 2001; 294: 1296–1297

Barsky AJ, Barus JF. Functional somatic syndromes. Ann Intern Med 1999; 130: 910-921

Bauer J. Warum ich fühle, was du fühlst. Hamburg: Hoffmann und Campe; 2005

Bauer JM, Wirth R, Volkert V et al. Malnutrition, sarcopenia and cachexia in the elderly: from pathophysiology to treatment. Dtsch Med Wochenschr 2008; 133: 305-310

Beattie EC, Stellwagen D, Wade M. Control of synaptic strength by glial TNF-α. Science 2002; 295: 2282–2285

Becker R. Bildung und Lebenserwartung in Deutschland. Z Soziol 1998; 27: 133-150

Beckmann M. Untangling Alzheimer's by paring plaques bolsters amyloid theory. Science. 2004; 305: 762 (Kommentar zu neuen Arbeiten zur Entstehung und Therapie von Alzheimer-Demenz)

Berg PA. Neuroimmunologische Aspekte funktioneller somatischer Syndrome. Dtsch Med Wochenschr 2005;130: 107-113

Berg A, Bönner G. Besonderheiten zur Entente von Herz-Kreislauf-Erkrankungen und Adipositas. Dtsch Med Wochenschr. 2005; 130: 893–897

Berger J. Advances in chronhaematology. J Appl Biomed 2008; 6: 111-114

Bergsmann O, Perger F. Risikofaktor Herdgeschehen. Wien: Facultas; 1993

Bergsmann O. Bioelektrische Phänomene und Regulation in der Komplementämedizin. Wien: Facultas, 1994

Bergsmann O, Bergsmann R. Chronische Belastungen. Unspezifische Basis klinischer Syndrome. Schriftenreihe Ganzheitsmedizin. Wien: Facultas; 1998

Bergsmann O. Grundsystem, Regulation und Regulationsstörung in der Praxis der Rehabilitation. In Pischinger A (Heine H; Hrsg). Das System der Grundregulation. 10. Aufl. Stuttgart: Karl F. Haug Verlag, 2004: 93-132

Bhakdi S. Immunpathogenese der Arteriosklerose. Dtsch Med Wochenschr 2002; 129: 390–394

4. Literatur

Birkel H. Rauchen und Alkoholkonsum als Risikofaktoren einer Demenz im Alter. Sucht 2006; 52: 48-59

Blazer D G. The age of melancholy: „Major Depression" and its social origins. New York: Routledge, 2005

Bleichhardt G, Hiller W. Hypochondrie und krankheitsbezogene Ängste. Psychotherapie im Dialog 2005; 6: 431-435

Blohmke M, Reimer F. Krankheit und Beruf. Angewandte Arbeitsmedizin in der ärztlichen Praxis. Heidelberg: Hüthig; 1980

Böhm M, Slack F. A development timing micro RNA and its target regulate life span in C. elegans. Science 2005; 310: 1954–1957

Böwing G. Kriegskinder und posttraumatische Belastungsstörungen. Geriatrie Journal 2008; 10: 35-38

Braak H. Neuropathologie bei Morbus Alzheimer. In Zanella F, Kornhuber J (Hrsg.): Fortschritte in der Behandlung des Morbus Alzheimer. Diagnostische und therapeutische Innovationen. Neu-Isenburg: Lingua Med Verlags-GmbH; 2003, 23–36

Brandt I. Kopfumfang und Gehirnentwicklung. Klin Wochenschr 1981; 59: 995–1007

Brody DL, Magnoni S, Schwetye KE et al. Amyloid-b dynamics correlate with neurological status in the injured human brain. Science 2008; 321: 1221-1224

Bürger M. Die Physiosklerose und Arteriosklerose. In Bürger M (Hrsg): Altern und Krankheit. 3. Aufl. Leipzig: Thieme; 1957: 397–436

Burns E, Goodwin J. Changes in immunological function. In Cassel CK et al. (eds): Geriatric Medicine. New York: Springer; 1997: 585–97

Busche MA, Eichhoff G, Adelsberger H et al. Clusters of hyperactive neurons near amyloid plaques in a mouse model of Alzheimer's disease. Science 2008; 321: 1686-1689

Cassel CK, Cohen HJ, Larson E, et al. Geriatric Medicine. 3rd ed New York: Springer; 1997

Chavance M, Herberth B, Kauffmann F. Seasonal patterns of circulating basophils. Int Arch Allergy Applied Immunology 1988; 86: 462-464

Chiquet M. Regulation of extracellular matrix gene expression by mechanical stress. Matrix Biology 1999; 18: 417–426

Choe KM, Werner T, Stöven S et al. Requirement for a peptidoglycan recognition protein (PGRP) in Relish activation and antibacterial immune responses in Drosophila Science 2002; 296: 3559-62

Chou R, Fu R, Carrino JA, Deyo RA. Imaging strategies for low-back pain: systemic review and meta-analysis. Lancet 2009; 373. 463-472

Clara M. Das Nervensystem des Menschen. 2. Aufl. Leipzig: JA Barth; 1958: 206–209, 689

Cohen J. Study questions the benefits of vaccinating the elderly. Science 2005; 207: 1026

Copani A, Sortino MA, Nicoletti F, et al. Alzheimer's disease research enters a „new cycle": how significant? Neurochem Res 2002; 27: 173–174

Cornelius P. Haptene als Ergänzung zur Therapie mit Antibiotika und Nosoden. Erfahrungsheilkunde 1996; 7: 441–445

Cota D, Proulx K, Blake Smith KA et al. Hypothalamic mTOR signaling regulates food intake. Science 2006; 312: 927–930

Coyne MJ, Reinap B, Lee MM, Comstock LE. Human symbionts use a host-like pathway for surface fucosylation. Science 2005; 307: 1778-81

Csef H. Gemeinsamkeiten von Chronic Fatique Syndrom, Fibromyalgie und multipler chemischer Sensitivität. Dtsch Med Wochenschr 1999; 124: 163-169

4. Literatur

Cummings JL. Alzheimer's Disease. N Eng J Med 2004; 351: 56–67

Damasio AR. Descartes' Irrtum. Fühlen, Denken und das Gehirn. München: List, 1995

Dawson TM, Dawson VL. Molecular pathways of neurodegeneration in Parkinson's disease. Science 2003; 302: 819–822

Deitmer WJ. pH Signale im Nervensystem. Neuroforum 1995; 2: 17-23

Deleon MJ. Cortisol reduces hippocampal glucose metabolism in normal elderly, but not in Alzheimer's disease. J Clin Endocrinol Metab 1997; 82: 3251–3259

DeLuca J (Hrsg). Fatique as a window to the brain (Issues in clinical and Cognitive Neuropsychology). Cambrindge, Mass.: MIT Press, 2005

Dietl H, Ohlenschläger O. Handbuch der Orthomolekularen Medizin. Stuttgart: Haug Verlag. 1994

Domergue R, Castano I, de las Penas A et al. Nicotinic acid limitation regulates silencing of Candida adhesins during UTI. Science 2005; 308: 866-870

Donaldson ZR, Young LJ. Oxytocin, Vasopressin, and the neurogenetics of sociality. Science 2008; 322: 901-904

Drach LM. Demenz bei Morbus Parkinson. Geriatrie Journal 2005; 1: 27–31

Dragomo N, Siegrist J. Die Lebenslaufperspektive gesundheitlicher Ungleichheit: Konzept und Forschungsergebnisse. In Richter M, Hurrelmann K (Hrsg), Gesundheitliche Ungleichheit. Grundlagen Probleme, Perspektiven. Wiesbaden: VS Verlag für Sozialwissenschaften 2006: 171-184

Elenkov IJ, Wilder RL, Chrousos GP, Vizi ES. The sympathetic nerve – an integrative interface between two supersystems: the brain and the immune system. Pharmacol Rev 2000; 52: 595–638

Emslie G J. Pediatric anxiety- underrecognized and untreated. N Engl J Med 2008; 359: 2835-2836

Erdmann S, Merk HF, Sachs B. Intoleranzreaktionen. Dtsch Med Wochenschr 2003; 128: 1715-1720

Faßbender WJ, Brabant G, Buchfelder M et al. Therapie mit Wachstumshormon nach den Kriterien der evidenzbasierten Medizin. Dtsch Med Wochenschr 2005; 130: 2589–2595

Foster RG, Kreitzman L. Rhythms of Life. The Biological Clocks that Control the Daily Lives of Every Living Thing. London: Profile; 2004

Fidler PS, Schuette K, Asher RA et al. Comparing astrocytic cell lines that are inhibitory or permissive for axon growth. The major axon-inhibitory proteoglycan is NG 2. J Neursci 1999; 19: 78–88

Finch CE, Cohen DM. Aging metabolism, and Alzheimer's disease: review and hypotheses. Exp Neurol 1997; 143: 82–102

Fintelmann V, Menßen HG, Siegers CL-P. Phytotherapie Manual. Stuttgart Hippokrates, 1989

Fontenot JM, Levine SA. Die Bedeutung von Melatoninmangel für die Krebsentstehung und pathologische Alterungsprozesse. Zeitschrift für Orthomolekulare Medizin. 1995; 2: 87–93

Folch H, Ojeda F, Esquivel P. Rise in thymocyte number and thymulin serum level deduced by noise. Immunol Lett 1991; 30: 301-305

Förstl H, Bickel H, Fröhlich L et al. MCI-plus: leichte kognitive Beeinträchtigung mit rascher Progredienz. Teil 1. Dtsch Med Wochenschr 2009; 134: 39-44

Fox K, Caterson B. Freeing the brain from the perineuronal net. Science 2002; 298: 1187–1189

4. Literatur

Friedmann JM. A war on obesity, not the obese. Science 2003; 299: 856–858

Fröhlich E. Aufbau und Funktion von Blut-Gewebe-Schranken. Dtsch Med Wochenschr 2002; 127: 2629–2634

Fröhlich L, Hoyer S. Zur ätiologischen und pathogenetischen Heterogenität der Alzheimer-Krankheit. Nervenarzt 2002; 73: 422–427

Fuentes R, Petersson P, Siesser WB et al. Spinal cord stimulation restores locomotion in animal models of Parkinson's diesease. Science 2009; 323. 1578-1582

Fürbringer W. Auswirkungen einer biologischen Wirkstoffkombination auf Befindlichkeitsstörungen. Biologische Medizin 1993; 22: 38

Füsgen I. Alzheimer-Demenz. Prävention und Diagnose. In Füsgen I (Hrsg): Demenz – Prävention und Erkennung von Risikofaktoren. 8. Workshop des „Zukunftsforum Demenz". Wiesbaden: Medical Tribune Verlagsges; 2003: 9–14

Füsgen I. Demenz, praktischer Umgang mit Hirnleistungsstörungen. München: Urban und Vogel; 2001

Gallo V, Chittajallu R: Unwrapping glial cells from the synapse: What lies inside? Science 2001; 292: 872–873

Gerhardt U. Gesellschaft und Gesundheit: Begründung der Medizinsoziologie. Frankfurt: Suhrkamp, 1991

Gesman M, Köttner H-J, Peseschkian H et al. Rheumatoide Arthritis und Weichteilrheumatismus. In Jork K, Reseschkian N (Hrsg) Salutogenese und Positive Psychotherapie. 2. Aufl. Bern: Hans Huber; 2006: 170-177

Gillman M. Developmental origins of health and disease. N Engl J Med 2005; 353: 1848–1852

Giunta S. Is inflammaging an auto(innate)immunity subclinical Syndrome? Immun Ageing 2006; 3: 1-2

Golde TE. Inflammation takes on Alzheimer disease. Nature Medicine 2002; 8: 936–938

Grine FE, Bailey RM, Harvati K et al. Late pleistocene human skull from Hofmeyr, South Africa, and modern human origins. Science 2007; 315: 226-229

Häberle J, Koch HG. Hyperammonämie: Ursachen, Diagnostik, Therapie. Teil 2: Krankheitsbilder und Therapie. Dtsch Med Wochenschr 2004: 129; 1430-1433

Haney EM, Warden SJ. Skeletal effects of serotonin (5-hydroxy-tryptamine) transporter inhibition: evidence from clinical stadies. J Musuloskelet Neuronal Interact 2008; 8: 133-145

Harkness RD. Functional aspects of the connective tissue of skin. In Balasz EA (ed.): Chemistry and Molecular Biology of the Intercellular Matrix. Vol. 3. New York-London: Academic; 1979: 1309–1340

Hasty P, Campisi J, Hoeijmakers J, et al. Aging and genome maintenance: lessons from the mouse? Science 2003; 299: 1355-1359

Hatz HJ. Glucocorticoide. Stuttgart: Wissenschaftliche Verlages; 1998

Haus E. Chronobiology in the endocrine system. Advanced Delivery Reviews 2007; 59: 985-1914

Hausewr F. Einsatzbereitschaft wirkt Wunder. Personalmagazin. 2008, 1: 22-26

Hauss WH. Die unspezifische Mesenchymreaktion (UMR). Das essentielle Ereignis der in den Industriestaaten häufigsten Erkrankungen. Perfusion 1994; 9: 312–322

Head H. Die Sensibilitätsstörungen der Haut bei Visceralerkrankungen. Berlin: Hirschwald; 1898

Heine H. Transkutane Heparintherapie. Med Welt 1985; 36: 705–708

Heine H. Lehrbuch der biologischen Medizin. 2. Auflage, Stuttgart: Hippokrates; 1997: 246

4. Literatur

Heine H. Chronisches Erschöpfungssyndrom und Grundregulation. Ärztezeitschr f Naturheilverf 2001; 42:774-780

Heine H. Gesundes Altern: Bedeutung der Grundregulation. Geriatrie Journal 2002; 10: 44–46 und 11: 37–40

Heine H. Mikronährstoffe und Probiotika-Die Bedeutung für Immunsystem und Darmflora. J Orthomol Med 2002; 10: 9-28

Heine H. Die perineuronale Matrix bei Alzheimer-Demenz. Teil 1 u. 2. Geriatrie Journal 2004; 1: 31–36 und 2: 41–45

Heine H. Zur Bedeutung antimikrobieller Peptide (amPs) in Verbindung mit sekundären Pflanzenstoffen in Propolis. J Orthomol Med 2005; 13: 309-313

Heine H. Multi-Target-Therapie zur Matrixregulation bei Befindensstörungen. EHK 2005; 54: 650-656

Heine H: Die alternde Gefäßwand, Teil 1. Geriatrie Journal 2005; 7(Heft 2): 42–46 und (Heft3): 40-46

Heine H. Lehrbuch der biologischen Medizin. 3. Auflage, Stuttgart: Hippokrates; 2007a

Heine H. Alzheimer Demenz: Bedeutung der perineuronalen extrazellulären Matrix. Schweiz Zschr GanzheitsMedizin 2007b; 19: 109-117

Heine H. Die extrazelluläre Matrix als Attraktor für Verschlackungsphänomene. In Marktl W, Reiter B, Ekmekcioglu C (Hrsg) säuren basen- schlacken. Wien New York: Springer, 2007c: 51-56

Heine H. Der PNIEE-Komplex. Ganzheitliche Aspekte gastroenterologischer Symptomatologie. Die Naturheilkunde 2008; 85: 11-13

Heine H, Andrä F. Zum antiinflammatorischen Wirkmechanismus eines Antihomotoxikum compositum. Ärztezeitschr f Naturheilverf 2002; 43: 96-104

Heines J. Individuelles Stressmanagement und Gender. Ärztezeitschr f Naturheilverf 2005; 46: 375-380

Hekimi A, Guarente L. Genetics and specifity of the aging process. Science 2003; 299: 1351–1354

Hennen R, Friedrich I, Hoyer D. et al. Autonome Dysfunktion und Betablocker beim Multiorgandysfunktionssyndrom. Dtsch Med Wochenschr 2008; 133: 2500-2504

Hertog MGL, Feskens EJ, Hollmann PC et al. Dietary antioxidant flavonoids and risk of coronary heard disease: the Zutphen Elderly Study. Lancet 1993; 342: 1007-11

Hesch RD. Morbus Alzheimer und Östrogene. Gynäkologe. 1997; 30: 660–672

Heuft G. Therapie-Indikation im Alter Geriatrie Journal 2008; 10: 32-34

Heuft G, Kruse A, Radebold H. Lehrbuch der Gerontopsychomatik und Alterspsychotherapie. UTB-Lehrbuch. 2. Aufl. München: Reinhardt 2006

Hill J, Wyatt HR, Reed GW, Peters JC. Obesity and the environment: where do we go from here. Science 2003; 299: 853

Hock V. Wohin geht der Weg? In Füsgen J (Hrsg) 7. Workshop „Zukunftsforum Demenz" Wiesbaden: Medical Tribune Verlagsgesellschaft mbH; 2003: 49-54

Hoffmann J, Kafatos FC, Janeway Jr. A, Ezekowitz RAB. Phylogenetic perspectives in innate immunity. Science 1999; 284: 1313-1317

Hogan I. Komplexität in der Krise. Spektrum der Wissenschaft 1995; 9: 58–64

Holden C. Imaging studies show how brain thinks about pain. Science 2004; 303: 1121

Holden C. Parsing the genetics of behavior. Science 2008; 322: 892-895

4. Literatur

Holmes C, Boche D, Wilkinson D et al. Long-term effects of Ab42 immunisation in Alzheimer´s disease: follow up of a randomised, placebocontrolled phase I trial. The Lancet 2008; 372: 216-223

Holzmann DM. Alzheimer disease: Moving towards a Vaccine. Nature 2008; 454: 418-420

Huber D, Veinante P, Stoop R. Vasopressin and oxytocin excite distinct neuronal populations in the central amygdala. Science 2005; 308: 245–248

Huether G, Doering S, Rüger U et al. Psychische Belastungen und neuronale Plastizität. Ein erweitertes Modell des Streß-Reaktions-Prozesses für das Verständnis zentralnervöser Anpassungsprozesse. In Kropiunigg U, Stacher A (Hrsg): Ganzheitsmedizin und Psychoneuroimmunologie. Wien: Facultas; 1997: 126–139

Hug C, Lodish H. Visfatin: a new Adipokine. Science 2005; 307: 366–367

Huttner KM, Bevins CL. Antimicrobial peptides as mediators of epithelial host defense. Pediatr Res 1999; 45: 785-794

Ibs KH, Rink L. Das Immunsystem im Alter. Z Geront Geriat. 2001; 34: 480–485

Ilkilic I. Medizinethische Aspekte im Umgang mit muslimischen Patienten. Dtsch Med Wochenschr 2007; 132: 1587-1590

Ikegaya Y, Aaron G, Lossart R, et al. Synfire chains and cortical songs: temporal modules of cortical activity. Science 2004; 304: 559–564

Ingber DE. Architektur des Lebens. Spektrum der Wissenschaft 1998; 3: 32–40

Iozzo, RV. Matrix Proteoglycans: from molecular design to cellular function. Annu Rev Biochem 1998; 67: 609-652

Jahr GHF. Homöopathische Therapie der Geisteskrankheit. Berg: Ro 1968 (zit. n. Schmid F, Rimpler U, Wemmer U. Antihomotoxische Medizin. Bd. 1. Baden-Baden: Aurelia-Verlag; 1996: 248

Jarisch R. Histamin – Intoleranz. Stuttgart: Thieme, 1999

Jones BE. Basis mechanismus of sleep-wake states. In Kryger MH, Roth T, Dement WC (eds). Principles and practice of Sleep Medicine. 2nd ed. Philadelphia: WB Saunders; 1994: 145-162

Jork K. Ärztliche Aufgaben zwischen Individuum und Wissenschaft – zur Erkenntnistheorie in der Medizin. In Jork K (Hrsg.) Alternativen in der Medizin. Stuttgart: Hippokrates; 1998: 9-19

Jork Kl. Das Modell der Salutogenese von Aaron Antonovsky. In Jork Kl. Pesechkian N (Hrsg.) Salutogenese und Positive Psychotherapie. 2. Aufl. Bern: Hans Huber; 2006: 17-25

Kasischke KA, Webb WW. Response to a comment on the report „neural activity" given by P. Siekewitz. Science. 2004; 306: 410–411

Kaulen H. Organfibrose: Pathologie im Schattendasein. Dtsch Med Wochenschr 2006; 131: 1255-1256

Kielholz P. Depressive Zustände. Bern: Hans Huber, 1972

Koerber KV, Männle T, Leitzmann C et al. Vollwert-Ernährung. Konzeption einer zeitgemäßen Ernährungsweise. 8. Aufl. Heidelberg: Haug, 1994

Kolb H. MikrobiologischeTherapie. In Schimmel K-C (Hrsg) Lehrbuch der Naturheilverfahren. Bd. 1. Stuttgart: Hippokrates; 1990: 447-472

Kollath, W. Die Ernährung als Naturwissenschaft. Heidelberg: Haug; 1981

König HG, Blazer DG, Hocking LB. Depresswion, Anxiety, and Other Affective Disorders. In Cassel CK et al. (eds) Geriatric Medicine. 3. ed. New York, Berlin, Heidelberg usw. Springer; 1990: 949-965

Kraft K. Phythotherapie bei metabolischem Syndrom. medical spezial 2006; 1: 28–33

4. Literatur

Kraus R. Metabolische Enzephalopathien als Auslöser epileptischer Anfälle. Geriatrie Journal 2004; 5: 21–24

Langen U. Unfälle-Orte, Umstände und Folgen. Ergebnisse des Bundes-Gesundheitssurverys 1998. Gesundheitswesen 2004; 66: 21-28

Langin D. Diabetes, insulin secretion, and the pancreatic beta-cell mitochondrion. N Eng J Med 2001; 345: 1772–1774

Lazar M. How obesity causes diabetes: not a tall-tale. Science 2005; 307: 373–375

Lauterbach K, Lüngen M, Stollenwerk B et al. Zum Zusammenhang zwischen Einkommen und Lebenserwartung. Forschungsberichte des Instituts für Gesundheitsökonomie und Klinische Epidemiologie der Universität Köln. Köln: Universität Köln, 2006

Lecrubier Y. Is depression under-recognised and undertreated? Int Clin Psychopharmacol 1998; 13: S 3–6

Legato MJ. Principles of gender-specific medicine. London and New York: Academic Press 2004

Lemmer B. Chronopharmakologie. Tagesrhythmen und Arzneiwirkung. Stuttgart: Wissenschaftliche Verlagsgesellschaft; 1984

Lenz W. Medizinische Genetik. 6. Aufl. Stuttgart-New York: Thieme; 1983: 55

Li JC, Xu F. Influence of light-dark shifting on the immune system. Tumor growth and life span of rats, mice and fruit flies as well as on the counteraction of Melatonin. Biol Sci 1997; 6: 77-89

Liebermann MD, Eisenberger NI. Pains and pleasures of social life. Science 2009; 323: 890-891

Linß G. Hypertonietherapie im hohen Lebensalter. Dtsch Med Wochenschr 2009; 134: Current congress (Beilage zum Heft) p.7

Longo VSD, Finch CE. Evolutionary medicine: from dwarf model systems to healthy centenarians? Science 2003; 299: 1342–1345

Lu Y, Tong S, Oldenburg B. Determinants of smoking and cessation during and after pregnancy. Health Promot Int 2001; 16: 355-365

MacDonald TT, Monteleone G. Immunity, inflammation, and allergy in the gut. Science 2005; 307: 1920-25

Maes M, Meltzer HY, Scharpé S et al. Relationships between interleukin-6 activity, acute phase proteins and function of the hypothalamic-pituitary-adrenal axis in severe depression. Psychiatry Res 1993; 49: 12-27

Margolis RK, Margolis RU. Nervous tissue proteoglycans. In Jolles P (ed.): Proteoglycans. Basel-Boston-Berlin Birkhäuser; 1994: 144-77

Marx J. Prolonging the agony. Science 2004; 305: 31–33 (NEWSFOCUS)

Mathew S, Abraham TE. Ferulic acid: an antioxidant found naturally in plant cell walls and feruloyl esterases involved in its release and their applications. Crit Rev Biotechnol 2004; 24: 59-83

Maurer K. Dem Gehirn beim Denken zuschauen. Zukunftsforum Demenz. 7. Workshop. Wiesbaden: Medical Tribune Verlagsgesellschaft; 2003: 19

Maurus B. somatoforme Störungen. Schmerztherapie 2008; 24: 9-12

May P. Neue Funktionen von Lipidproteinrezeptoren. Dtsch Med Wochenschr 2006; 131: 1328-1331

Mayeux R. Can estrogen or selective estrogen-receptor modulators preserve cognitive functions in elderly women? N Engl J Med 2001; 344: 1242–1244

McGeer PL, McGeer EG. The inflammatory response system of brain implications for therapy of Alzheimer and other neurodegenerative disease. Brain Res Rev 1995; 21: 195–218

4. Literatur

Meier DE. Osteoporosis and other disorders of skeletal aging. In Cassel CK (ed): Geriatric Medicine. 3rd ed. New York: Springer; 1997: 411–432

Meyer R. Riechstörungen-Mit „Sniffin Sticks" einen Parkinson erkennen. Dtsch Med Wochenschr 2006; 131; 72

Middeke M. Lieber reich und gesund, als arm und krank. Editorial. Dtsch Med Wochenschr 2006; 131: 1981

Mielck A. Soziale Ungleichheit und Gesundheit. Einführung in die aktuelle Diskussion. Bern: Hans Huber, 2005

Mielk A, Rogeowski W. Bedeutung der Genetik beim Thema „soziale Ungleichheit und Gesundheit". Bundesgesundheitsblatt Gesundheitsforschung Gesundheitsschutz 2007; 50: 181-191

Miller G. Rewiring faulty circuits in the brain. Science 2009; 323: 1554-1556

Miller T, Cleveland DW. Treating neurodegenerative diseases with antibiotics. Science 2005; 307: 361–362

Milner R, Campbell IL. The integrin family of cell adhesion molecules has multiple functions within the CNS. J Neurosci Res 2002; 69: 2286–2291

Modrego PJ, Ferrandez J. Depression in patients with mild cognitive impairment increases the risk of developing dementia of Alzheimer type; a prospective cohort study. Arch Neurol 2004; 61: 1290-1293

Muck A, Guyre PM, Holbrock NJ. Physiological functions of glucocorticoids in stress and their relation to pharmacological actions. Endocrine Rev 1984; 5: 25–44

Müller N. Die Rolle des Zytokinnetzwerkes im ZNS und psychische Störungen. Nervenarzt 1997; 68: 11-20

Nadeau JH. Listening to genetic background noise. N Engl J Med 2005; 352: 1598–1599

Nakahara K, Miyashita Y Understanding intentions: Through the looking glass. Science 2005; 308: 644–646

Nascher I. (zitiert nach Schäfer und Moog 2005)

Nisoli E, Tonello C, Cardile A, et al. Calorie restriction promotes mitochondriaal biogenesis by inducing the expression of eNOS. Science 2005; 310: 314–317

Nussbaum R, Ellis CE. Alzheimer's disease and Parkinson's disease. N Engl J Med 2003; 348: 1356–1375

Oertel WH, Hohlfeld R. Nervensystem. In Siegentaler W (Hrsg): Klinische Pathophysiologie. 8. Aufl. Stuttgart-New York: Thieme; 2001: 1029–1105

Ohdo S, Arata N, Furukubo T et al. Chronopharmacology of granulocyte colony-stimulating factor in mice. Pharmacol Exp Therapeutics (JPET) 1998; 242-246

Opholzer A. Die Arbeitswelt als Ursache gesundheitlicher Ungleichheit: Ergebnisse der sozialepidemiologischen Forschung in Deutschland. Opladen: Leske + Budrich, 1994: 140-147

Pangalos MN, Efthimiopoulos S, Shioi J, et al. The chondroitin sulfate attachment site of appican is formed splicing out exon 15 of the amyloid precursor gene. J Biol Chem 1995, 270: 10388–103891

Passarge E: Genetik. In Siegenthaler W (Hrsg): Klinische Pathophysiologie. 8. Aufl. Stuttgart-New York: Thieme; 2001; 5–56

Pawelec G, Abizadeh M, Pohlatt A, et al. Immunosenescence: aging of the immune system. Immunol Today 1995; 16: 420–422

Pennisi E. A mouthful of microbes. Science 2005; 307; 1899-1901

Perger F. Kompendium der Regulationspathologie und -therapie. Regensburg: J. Sonntag; 1990

4. Literatur

Peric M, Koglin S, Ruzickat, Schaber J. Cathelicidine: multifunktionelle Abwehrmoleküle der Haut. Dtsch Med Wochenschr 2009; 134: 35-38

Perumpanani AJ, Simmons DL, Gearing AJ, et al. Extracellular matrix-mediated chemotaxis can impede cell migration. Proc R Soc Lond B 1998; 2347–2352

Peseschkian N. Das Konzept der Positiven Psychotherapie in Therapie und Selbsthilfe bei psychosomatischen Erkrankungen. In Jork K, Peseschkian N (Hrsg) Salutogenese und Positive Psychotherapie. 2 Aufl. Bern: Hans Huber; 2006: 161-163

Petersen A, Gil J, Maat-Schiemann MLC et al. Orexin loss in Hantington's disease. Hum Mol Gen 2005; 14: 39–47

Petersen KF, Befroy D, Dufour S, et al. Mitochondrial dysfunction in the elderly: possible role in insulin resistance. Science 2003; 300: 1140–1142

Portmann A. Die biologische Bedeutung der ersten Lebensjahre beim Menschen. Schweiz med Wochenschr 1941; 71: 921-1001

Quick JD, Nellson DL, Atuszek PAC et al. Social support, secure attachments, and health. In Cooper CL (ed), Handbook of Stress, Medicineand health. New York: CRC-Press, 1996: 269-287

Quin B, Nagasaki M, Ren M et al. Cinnamon extract prevents the insulin resistance induced by a high fructose diet. Horm Metab Res 2004; 36: 119-25

Ransmayr G, McKeith I. Demenzen mit Lewy-Körperchen und andere neurodegenerative Basalganglienerkrankungen. In H Förstl (Hrsg): Lehrbuch der Gerontopsychiatrie und -psychotherapie. 2. Aufl. Stuttgart: Thieme; 2003: 372–384.

Ray O. The revolutionary health science of psychoendocrinoneuroimmunology: A new paradigm for understanding health and treating illness. Ann NY Acad Sci 2004; 129: 390–394

Rea JW. Chemical Sensitivity. Tools of Diagnosis and Methods of Treatment. Vol 4. Boca Raton: Lewis; 1997: 1992–1997

Reglin und Rückmann 1989, Resch M. Der Einfluss von Familie- und Erwerbsarbeit auf die Gesundheit. In Hurrelmann K, Kolip P (Hrsg), Geschlecht, Gesundheit und Krankheit. Bern: Hans Huber, 2002: 403-418

Reisberg B, Doody R, Stöffler A, et al. Memantine in moderate-to-severe Alzheimer's disease. N Engl J Med 2003; 348: 1333–1341

Reuss B, Unsicker K. Regulation of gap junction communication by growth factors from non-neuronal cells to astroglia: A brief review. Glia 1998; 24: 32-38

Rhodes C. Type 2 diabetes – a matter of b-cell life and death? Science 2005; 307: 380–383

Riedel O, Dodel R, Spottke A et al. Wie beurteilen Ärzte die Häufigkeit demenzieller, depressiver und psychotischer Symptome bei Patienten mit Parkinson-Erkrankung? Akt Neurol 2006; 33: 374-380

Rimpler M, Bräuer H. Matrixtherapie. Tübingen: Ulmer Verlag 2004: 38-50

Robinson GE, Fernald RD, Clayton D. Genes and social behavior. Science 2008; 322: 896-911

Rosen CJ. Serotonin rising – the bone, brain, bowl connection. N Engl J Med 2009; 360: 957-959

Saitoh T, Mook-Jung I. Biological function of APP and Alzheimer's disease. Alzheimer's Disease Review 1996; 1: 30–36

Sander FF. Der Säure-Basenhaushalt des menschlichen Organismus. 2. Aufl. Stuttgart: Hippokrates; 1985

Sanden K. Über die Angst alter Menschen. Geriatrie Journal 2009; 11: 29-33

4. Literatur

Sapolsky RM. The influence of social hierarchy on primate health. Science 2005; 308: 648–652

Saunders LR, Verdin E. Stress response and aging. Science 2009; 323: 1021-1022

Scemes E. Connexin- and pannexin-mediated cell communication. Symposium: Glia Cells In Health and Disease (London, 4.-8- Sept. 2007). Neuron Glia Biology 2007; 3: Suppl S 16.1

Schäfer D, Moog FP. Gerokomie-Gerontologie-Geriatrie. Geschichte der Altersheilkunde im Spiegel ihrer Benennungen. Dtsch Med Wochenschr 2005; 130: 2719–2722

Schlachetzki J, Hüll M. Demenz vom Altzheimer-Typ-Ansätze neuer Therapien. Geriatrie Journal 2008; 10: 26-30

Schmiedel V (Hrsg). Ganzheitliche Diätetik. München-Wien: Aescura im Verlag Urban & Schwarzenberg; 1998: 1177

Schmidt RE, Burkhardt HE. Bindegewebe. In Siegenthaler W (Hrsg): Klinische Pathophysiologie. 8. Aufl. Stuttgart-New York: Thieme; 2001: 978–1018

Schmitz U, Vetter H, Düsing R. Intrazelluläre Signaltransduktion von Angiotensin II und Interventionsmöglichkeiten am Renin-Angiotensin-System. Dtsch Med Wochenschr 2002; 127: 2400–2403

Schneider S. Soziale Schichtunterschiede in Morbidität und Mortalität: Was sind die Ursachen? Dtsch Med Wochenschr 2008; 133: 256-260

Schole J, Lutz W. Regulationskrankheiten. Versuch einer fachübergreifenden Analyse. Stuttgart: Enke; 1988

Schwab SR, Pereira JP, Matloubian M, et al. Lymphocyte sequestration through S1P Lyase inhibition and disruption of S1P gradients. Science 2005; 309: 1735–39

Schwartz M, Porte D Jr. Diabetes, obesity, and the brain. Science 2005, 307: 375–379

Selye H. The evolution of the stress concept-stress and cardiovascular disease. London-New York: Oxford University; 1971

Shore SA. Airway smooth muscle in asthma – not just more of the same. N Eng J Med 2004; 351: 531–532

Shulman AI, Mangelsdorf DJ. Retinoid X receptor heterodimers in the metabolic syndrome. N Engl J Med 2005; 353: 604–615

Sieb JP. Der Parkinson-Demenz-Komplex. Geriatrie Journal 2007; 9: 9-12

Siegrist J. Sozialer Status und Gesundheit. Dtsch Med Wochenschr 2006; 131-1997

Small DH, Mok SS, Bornstein JC. Alzheimer's disease and Atoxicity: from top to bottom. Nature Reviews 2001; 2: 595–598

Snow DM, Mullins N, Hynds DL. Nervous system-derived chondroitin sulfate proteoglycans regulate growth cone morphology and inhibit neurite outgrowth: a light, epifluorescence, and electron microscopy study. Microsc Res Tech 2001; 54: 273-286

Solfrizzi V, Panza F, Capurso A. The role of diet in cognitive decline. J Neural Transm. 2003; 110: 95–110

Sowers JR. Hypertension, Angiotensin II, and oxidative stress. N Engl J Med 2002; 346: 1999–2001

Spießl H, Hübner-Liebermann B, Hajak G. Volkskrankheit Depression. Dtsch Med Wochenschr 2006; 131: 35–40

Starck D. Vergleichende Anatomie der Wirbeltiere auf evolutionsbiologischer Grundlage. Bd. 2 u. 3. Berlin Heidelberg New York: Springer-Verlag, 1979: 394 u.1982: 419

Steriade M, McCarley RW. REM sleep as a biological rhythm: the phenomenology and structural and mathematical model. In Brasinstem Control of Wakefulness and Sleep. New York: Plenum Press; 1990: 363-393

4. Literatur

Streuli C. Extracellular matrix remodelling and cellular differentiation. Curr Opin Cell Biol 1999; 11: 634–640

Stryer L. Biochemistry. 3rd ed. New York: WH Freeman and Co. 1988; 298, 343–48

Tadokoro S, Shattil S, Eto K, et al. Talin binding to integrin tails. A final common step in integrin activation. Science 2003; 302: 103–106

Takahashi H, Kato M, Matsuura M et al. When your gain is my pain and your pain is my gain: neural correlates of envy and Schadenfreude. Science 2009); 323: 937-939

Tewes U. Konzepte der Psychologie. In Schedlowski M, Tewes U. (Hrsg): Psychoneuroimmunologie. Heidelberg, Berlin, Oxford: Spektrum Akademischer Verlag; 1996: 137-62

Thoma R. Über die Abhängigkeit der Bindegewebsneubildung in der Arterienintima von den mechanischen Bedingungen des Blutumlaufes. 2. Mitteilung: Die diffuse Arteriosklerose. Virchows Arch Path Anat 1886; 104: 209–241

Torre JC de la. Critical threshold cerebral hypoperfusion causes Alzheimer's disease. Acta Neuropathol 1999; 98: 1–8

Townsend P, Davidson N, Davidsen N. Inequalities in Health. The Black Report. Harmondsworth/Middlesex: Penguin Books, 1982

Tschöpe D. Pressekonferenz 29. Herbsttagung der Deutschen Gesellschaft für Kardiologie, 6. Oktober 2005 in Dresden. Zitiert in medical spezial 2005; 8 (4): 3

Uexküll T. v. Grundfragen der Psychosomatischen Medizin. Reinbek: Rowohlt 1963

Uexküll T. v. Wesiack W. Theorie der Humanmedizin. München: Urban & Schwarzenberg; 1988

Vance ML. Can growth hormone prevent aging? N Engl J Med 2003; 348: 779–780

Vollmar AM. Nitric oxid in inflammation and immune response: a promising system for screening plants. Phytomedicine. 1996; 3: (Suppl 1) 6

Vollrath L. The pineal organ. Handb mikr Anat Mensch VI/7. BerlIn Springer 1981

Wagner MJ, Bürger K, Möller HJ. Immunisierung reduziert Plaques, verhindert Progression aber nicht. (Kommentar zu Holmes et al. 2008; Dtsch Med Wochenschr 2008; 133: 2004)

Walkup JT, Albano AM Piacentini J et al. Cognitive behavioral therapy, sertraline, or a combination in childood anxienty. N Engl J Med 2008; 359: 2753-2766

Weihe E, Bette M, Fink Th, Schäfer M. Molekularanatomische Grundlagen von Wechselbeziehungen zwischen Nervensystem und Immunsystem in Gesundheit und Krankheit. In Schedlowski M, Tewes K (Hrsg.) Psychoneuroimmunology. Heidelberg-Berlin-Oxford: Spektrum Akademischer Verlag, 1996: 221-240

Weinberger DR. Anxiety at the frontier of molecular medicine. N Engl J Med 2001; 344: 1247–1248

Weiss RF. Lehrbuch der Phythotherapie. 6. Aufl. Stuttgart: Hippokrates; 1985

Weiss R, Dziura J, Burgert TS, et al. Obesity and the metabolic syndrome in children and adolescens. N Engl J Med 2004; 350: 2362–2374

Whooley MA, Simon GE. Managing depression in medical outpatients. N Engl J Med 2000; 343: 1942–1950

Wilm St. Der Patient, sein Allgemeinarzt und ihre salutogenetische Beziehung. In Jork K, Peseschkian N (Hrsg.) Salutogenese und Positive Psychotherapie. 2. Aufl. Bern: Hans Huber; 2006: 48-62

Worlitschek M, Inderst R. Verbesserung von Befindensstörungen und des Leistungsvermögens durch Entsäuerung der extrazellulären Matrix. Anwendungsbeobachtung mit einem Multi-Target-Nahrungsergänzungsmittel. Erfahrungsheilkunde 2006; 55. 424-429

Worlitschek M. Praxis des Säure-Basen-Haushaltes. 6. Aufl. Stuttgart: Karl F. Haug, 2008

4. Literatur

Wuffelen v. JG, Chinapaw MJ, Mechelen v. W et al. Walking of Vitamin B for cognition in older adultes with mild cognitive impairment? A randomised controlled trial. Brit J Sports Med 2008; 42: 344-351

Wurtman RJ, Wurtman JJ. Kohlenhydrate und Depression. Spektrum der Wisenschaft 1989; 3: 86–93

Xi YP, Nette D, King W, Rosen M. Accerelated changes in normal human basement membrane. Mech Age Develop 1982; 19: 315–324

Yadav VK, Ryu JH, Suda N et al. Lrp5 controls bone formation by inhibiting serotonin syntheses in the duodenum. Cell 200(, 135: 825-837

Zasloff M. Antimicrobial peptides in multicellular organisms. Nature 2002a; 415: 389-395

Zasloff M. Antimicrobial peptides in health and disease. N Engl J Med 2002b; 347: 1199-1200

Ziegler R. Calcium- und Knochenstoffwechsel. In Siegenthaler W (Hrsg): Klinische Pathophysiologie. 8. Aufl. Stuttgart-New York: Thieme; 2001: 292–328

Zilles K, Rehkämper G. Funktionelle Neuroanatomie. 3. überarb. Aufl. Berlin-Heidelberg-New York: Springer; 1998

Zimmermann M. Neurobiologie des Schmerzsystems. Neuroforum 1995; 1: 23–45

Zimmermann R, Strauss JG, Haemmerle G, et al. Fat mobilization in adipose tissue is promoted by adipose triglyceride lipase. Science 2004; 306: 1383–1386

5. Stichwortverzeichnis

A

Aβ-Proteine 121
α-Ketoglutaraldehydrogenase 123
α-Synuclein 114
Aβ42- Antikörper 129
Acetylcholin 41, 76, 111, 115
Adaptation 20, 36, 59, 71, 77
Adaptationssyndrom 71, 72, 73
Adhäsionsmoleküle 119, 125, 129
Adipokine 95
AD 108, 109, 112, 125, 116, 121, 122, 125, 129, 130
ADH 70
ADHS 25
Adipokine 86, 95
Adiuretin Rezeptor-Gen AVPR1a 20
Advanced Glycation Endproducts (AGEs) 81, 128
AEGs 91
Aggressivität 12
Akinese 112
Aktivitätsphase 26
Akupunktur 19
Akupunkturpunkte 73
Alexithymie 22
Allele 15, 20, 21
Allergien 14, 26, 46, 65, 66, 67, 78
allergische Symptomatiken 48
Altersverteidigung 79
Alzheimer-Angst 109
Alzheimer Demenz (AD) 29, 41, 63, 88, 108, 111, 114, 115, 121, 125, 131
Ammenfunktion 122, 123, 124, 126, 130, 131
Ammoniak 48, 123, 125, 126, 130, 131

Ammoiakentgiftung 130, 131
Ammoniak-Hypothese 130
AMPK 50, 51
amPs 49, 50
α-MSH 116
Amyloid-beta-Plaques 88
Amyloid-β-Peptid Hypothese 129
Amyloidpräkursor- (Vorläufer-) Protein (APP) 118, 119
AN1 130
Anagetika 68
Angst 12, 60, 100, 103, 104, 114
Ängstlichkeit 1, 11, 25, 36
Angst- und Furchtreaktionen 12
Angststörungen 35
Angstzustände 12, 17, 18, 20, 21
Anorexia nervosa 35
Ansäuerung 43, 48
Antidepressiva 103, 104
Antihistaminika 69
Antikörper 62, 84, 86, 94, 129, 130
antihomotoxische Homöopathika 42
antimikrobiellen Peptiden 44
Antiphlogistika 68, 129
Antiplasmine 31
Antriebsverlust 11
APC 34, 35, 64, 66, 67
Apolipoprotein 118, 123
Appican 29, 117, 118, 119, 121, 122, 126
Arbeitslosigkeit 12
Arbeitsplatz 12, 13
Arbeitsplatzwechsel 12
Arteriosklerose 14, 63, 72, 86, 92, 95, 109
Artischockenblätter 97

Aryurveda 42
Arzt-Patient-Beziehung 77
Assoziationsbahnen 109, 116, 120, 121, 126
Astrozyten 28, 33, 41, 117, 118, 119, 120, 121, 122, 123, 126, 128
Astrozytenfortsätze 117, 125, 130, 131
Astrozytenmembran 125, 129
At1-Rezeptoren 70
Atemluft 12
Atemwegs- und Herzkreislaufprobleme 14
Atmungskette 44, 89, 97, 114
Aufschaukeln 40, 59
Ausbildungsprobleme 12
Ausleitungstherapien 57
autogenes Training 42
Autoimmunerkrankungen 85, 92, 94
Azetylcholin 32, 37, 70
Azetylcholinesterasehemmer 129

Beinbeschwerden 59
Belegzellen 43
Benzodiazepine 104
beta-Oxidation 89
Beta-Zellen 96, 97
Bewältigungsstrategien 23
Biofilme 47
Biographie 9, 61
Biophosphonate 98
bio-psycho-sozialer Hintergrund 13,
- Zusammenhang 7, 9, 14, 17,
- Stress 24
bio-psycho-sozialer Kreis 56
Biorhythmen 16, 24, 25, 28, 57
Biosensor 75
Blütenpollen 44
Blütenkelche 97
Blutlipide 83
Blut-Hirnschranke 52
Bluthochdruck 14, 80, 108
Bulimie 28

B

Bakterienfilm 47
Bakterioides 46
Basalganglien 88, 112, 113
Basalmembran 30, 85, 117, 129
Basenfluten 43, 44
basales Vorderhirn 40
Basenäquivalent 43 44, 120
Bedeutungsverwertung 53
Befindensstörungen 7, 9, 11, 12, 13, 14, 17, 18, 20, 21, 26, 32, 42, 43, 44, 45, 49, 52, 54, 56

C

Calcium-ATPase 83
Candida 47, 48
Carrier 69, 70
Cathelicidine 49
CD40-Rezeptor 94
Chemikalienempfindlichkeit 71
Chemotaxis 94, 120
chinesische Medizin 42, 57
Cholin 32, 37, 40, 41, 70, 76, 88, 109, 111, 116, 126

5. Stichwortverzeichnis

cholinerges System 41
Chronifizierung 59
Cingulum 39
COMT 21
Cortisol 26
CRF 38
CRP 95

D

DAO 68
Darmerkrankungen entzündliche 14, 62, 87
Darmflora 42, 44, 45, 46, 66, 74, 95
Darmschleimhaut 28, 35, 42, 43, 44, 45, 46, 48, 49, 66, 100
Dauerstress 102, 110
Defensine 34, 49
Dekompensation 29, 36
Demenzangst 106
Dentin 47
Depression 20, 35, 77, 100, 101, 102, 104, 113, 114, 131,
Dermatom 32, 72
DHEA 88
Diabetes 14, 56, 62, 85, 92, 96, 97, 100, 106, 108, 113, 128
Diathese 32
Diätetik 45, 79
Disposition 15, 19, 62, 66, 74
Dopaminrezeptor 21, 112
Dorsalgie 59
Drehtürmedizin 62
ductus thoracicus 56

E

ECM 28, 29, 31, 32, 35, 40, 41, 43, 44, 49, 57, 59, 63, 66, 70, 73, 75, 76, 82, 83, 86, 91, 93, 96, 125, 128, 130, 131
EEG 51
Eigenbluttherapie 69, 71
elektrokonvulsive Therapie (ECT) 102
Elektronendonator 44
Empathie 38, 39
Entscheidungsfindung 38
enterochromaffine Zellen 35
Entsäuerung 57
Entzündung 19, 46, 49, 62, 67, 73, 74, 76, 87, 91, 125, 129
entzündungsfördernde Zytokine 48, 62, 63, 93
Entzündungshemmer 47, 64, 129
Entzündungsmediatoren 46, 67, 128
Ermüdung 11
Ernährungsverhalten 14
Erregertoxikosen, nichtinfektiös, alimentär 69
Erschöpfungssyndrom 55, 56
Erschöpfungssymptomatik 71, 102
Erwartungskomponenten 39
Erziehung 53, 116, 129
Essstörungen 35
Evolutionsdruck 61
extrauterinen Kleinkindjahres 60
Extrazellulärraum 28, 29, 117, 118
Exzitotoxizität 114

F

Faktor SOCS-3 96
Fehlbeanspruchung 13
Ferulasäure 44,45, 47, 48
Fettsäureoxidation 96
Fibromyalgie 11, 56, 74, 75
Flohsamen 97
fMRT 60
frialty 90, 131
Frontalhirnrinde 39
FSH 88
Fukosylierung 46

G

gamma-Aminobuttersäure (GABA) 123
gamma-Sekretase 122
GALT 42, 48
gap junctions 122
Gedächtnis 37, 84, 88, 93, 94, 109
Gedächtnisfunktionen 38, 116
Gedächtnisprobleme 11
Gefäßwand 80
Gehirn 15, 16, 19, 21, 32, 35, 39, 51, 60, 74, 80, 88, 100, 109, 111, 121, 122, 125,   129, 131
Gehirnstamm 40
Gehirnstoffwechsel 40, 51
Gehirnströme 51
Gelee Royal 44, 45
Gelosen 73
Gen 15, 17, 20, 21, 26
Gen Polymorphismen 62

Gender 54, 55, 56, 57
Geriatrie 19, 79, 80
Gerinnungsstörungen 95
Gerontologie 80
Gesundheitsbildung 7
Gesundheitspolitik 11
Gewebsazidose 40, 83, 95, 102
Gewebshormone 29
Gewebsspannung 28, 122
GH/IGF-1/Insulin-Achse
Glukosorticoid-Rezeptoren 110
Glukokortikoiden 38, 40
Glukosamin 125, 126, 130
Glukoseverwertungsstörungen 63, 81, 83, 91, 96, 110, 131
Glukotoxizität 96, 97
Glutamat 97, 114, 115, 123, 125, 129
Glutaminsynthetase 123
Glykokalyx 28, 125
Glykoprotein 28, 125
Glykospingolipide 119
Grippeschutzimpfungen 94
GRs 38
Grundregulation 28, 32, 33, 44, 50, 57, 59, 70, 73, 74, 75, 82, 89, 95,
Grundsubstanz 28, 29, 57, 91, 93
Grundsubstanzkomponenten 59

H

5HT 34, 35, 100
Haptene 69, 70
Harnstoffzyklus 131
Hausarbeit 13

5. Stichwortverzeichnis

HDL 95
Headsche Zonen 32
Hefen 46
Helfersyndrom 37, 55
Herde 71, 72, 74
Herdgeschehen 73, 74
Herzinfarkt 36
Herz-Kreislauf-Erkrankungen 95, 98
heterochrone Genorte 91
heterochroner Kreis 28, 91
Hilflosigkeit 23, 60, 77
Hippocampus 16, 38, 40, 88, 109, 110, 116, 126
Hirnödem 111
Histamin 26, 67, 68, 89
Histaminintoleranz 68, 71
Hochrisikopatient 11,
Homöodynamik 28, 57, 86
Homöopathie 42, 57, 71, 99
Homöostase 28
HSPGs 118, 119, 125
Hyaluronsäure 28, 118, 126
Hyperlipidämie 63, 95, 106, 108
Hyperparathyroidismus 98, 99
Hypokinese 112
Hypophyse 38, 42, 70, 88, 110
Hypophysenhinterlappen 16
Hypophysenvorderlappenhormon 88
Hypothalamus 16, 33

I

Ich-Stabilität 39
IDO 35

IGF-1 92, 93, 95
IL-1, IL-4, IL-6, IL-12, INF-γ 41, 48, 63, 67, 93, 100
Immunglobulin A 34, 35, 44, 48
immunologische Beistandsreaktion (iB) 35, 64, 66
Immunseneszenz 84, 93, 94
Immunsystem 24, 26, 33, 36, 41, 42, 46, 48, 49, 69, 76, 93, 94, 129
Immuntoleranz 44, 63, 66
Infektanfälligkeit 25, 28
inflammaging 89, 90, 115, 131
Informationsübertragung 24, 32, 63
Inselrinde 39
Insulin 51, 86, 92, 93, 95, 96, 97, 99
Insulinresistenz 40, 85, 98, 95, 96
Insulinspiegel 41, 47
Integrine 75, 117, 119
Intensivstationen 47
Interleukin (IL-1, -6) 32, 33, 49
Interorgankommunikation 28
Intoleranzreaktionen 67, 68, 78
Isoionie 29, 118
Isoosmie 29, 118
isopathische Therapie 70
Isotonie 29, 118

K

Kalorienrestriktion 82, 90, 93, 108, 129
Karboanhydrase 120
Kariesentwicklung 47
Katecholamin 20, 37, 41, 76
Katecholaminspiegel 20, 37, 41, 76

Kausalattribution 22
Kinderbetreuung 13
Knoblauchzehen 97
Knochenrinde 98
Kohlenhydratrestriktion 42, 108
Kollagenfibrillen 75, 81
Kollagen Typ V 29
Kommunikationsdefizit 9
Komorbidität 35, 90
Komplementaktivierung 67
Konstruktion 19
Kontrastmittel 66, 68
Kontrollerwartung 22
koronare Herzkrankheit 36
Krankenpflege 13
Kreuzreaktionen 62, 65, 66
kSRP 36, 37
Kurzzeitgedächtnis 40
Kynurenin 34, 35

L

Lactobacillen 46, 47, 48
Langlebigkeitsprotein 90
Lärm 13
latente Gewebsazidose 40, 95
L-Dopa 113
Lebensführung 7, 43, 101, 129
Lebensgeschichte 18, 108
Lebensstil 14, 18, 57, 108
Lebensstress 116, 129
Leberparenchym 83
Leptin 50, 51, 86, 96
Leptinresistenz 96

Leptinspiegel 50, 51
Leukotriene 26, 29, 32, 46, 67, 93
Lewy-Körperchen 113, 114
LH 88
Lichttherapie 26
limbisches System 16, 26, 37, 38, 40, 109, 110, 113, 115
Lipofuszin 89
Lipotoxizität 96, 97
low dose Antigene 66, 67, 78
low-grade inflammation 95
LTH 89
Lumbalgie 59

M

Magengeschwüre 14
Magensalzsäure 47
Makrophagen (M-Zelle) 35, 48, 49, 66, 70, 84, 91, 93, 94, 96, 121
MALT 95
Mammakarzinom 56
Mandelkern 16, 17, 20, 21, 38, 60, 109, 116
Mastzellen 26, 30, 67, 69, 70, 76, 94
Matricell 44, 45, 47, 48, 50, 52, 66
Matrix-PGs 117, 118
MCI, mild cognitive imperment 108
MCP-1 70
Melatoningaben 25, 26, 88
Mesenchymzellen 19
metabolische Enzephalopathie 110
Metabolisches Syndrom (MetS) 95, 102
Methionin 21

5. Stichwortverzeichnis

Migranten 14
Mikrobiologie 57
Mikrodomänen 124, 125, 128
Mikrogliazellen 117, 118, 119, 120, 122, 127, 128
Mikro-pH-Milieu 76
Milchsäure 42, 48, 123
Minderwertigkeitsgefühl 12
Mitochondrien 44, 83, 86, 89, 91, 96, 97, 114
modifier genes 62
Molekularsieb 27, 29, 57, 59, 118, 130
Monoaminoxidase-A (MAO-A) 20, 35, 103
monoklonale Gammopathien 84, 94
Morbidität 12, 15, 35, 90, 92
Mortalität 12, 15, 92
Motive 66, 67
mTOR 50, 51, 52
multi-target 43
Mundhöhle 46, 47, 83
Muskelrelaxantien 68
Mustererkennungsrezeptoren 46
Myogelosen 73

N

NAD 90, 123
NADH 45, 90, 91, 123
NADPH 45
Nebenniere 33, 38, 40, 71, 85, 110
Neocortex 114, 115, 116
Nervensystem vegetativ 24
Neuraltherapie 19, 57, 73, 74

Neuronenketten 32, 116, 120
Neuropeptide 15, 16, 17, 70, 76
Neurotizismus 20
Neutralisierung 44
neutrophile Granulozyten 26
Niacin 44, 45, 47, 48
Noradenalin 20, 33, 41, 70, 94, 116
Nosoden 70
Nozizeptoren 76
Nucleus paraventricularis 38
Nucleus suprachiasmatis 16, 26

O

Oberbauchbeschwerden 11, 43, 46
Oberschicht 12, 14
Ödembildung 129
Oligodendrozyten 117
Omega-3 Fettsäuren 91
Ordnungstherapie 28, 57
Organfibrosen 82
Osteoblasten 29, 99, 100
Osteoklasten 29, 99, 100
Osteoporose 35, 86, 87, 91, 98, 99, 100
Osteoprotegerin 100
Östrogen 40, 41, 100, 115, 129
Östrogenmangel 98, 99, 100
Östrogenrezeptoren 40, 98, 100
Östrogenspiegel 88
oxidativer Stress 44
Oxytocin und Adriuretin 15, 17, 39

P

Panethschen Körnerzellen 49
Parasympathikus 19, 50, 102
Parathormon (PTH) 98
Peptidhormone 32
periodische Prozesse 24
Peroxinitrit 114
Pflanzenöstrogene 100
PG/GAGs 28, 29, 30, 81, 118, 126, 130
Phagozytosefähigkeit 94
Phänotypen 20
Phenytoin 111
pH-Transienten 120
Photoperiodismus 26, 28
Physiosklerose 80, 82, 83, 130
Phytotherapie 57
Pilze 46, 47, 49
PK-Symptomatik 113
Plaques 88, 128, 129, 130
Plasminogen 31, 86, 89, 121
PNIEE-Komplex 33, 35, 42, 43, 49, 66, 78
Pollenallergie 26
Polymorphismen 20, 62
Polymyalgia rheumatika 75
POMC 52
präfrontaler Kortex 38
präfrontale Rinde 60
Präventionsmaßnahmen 14
Praxisgebühr 13
Projektionssymptomatik 72, 73, 74
Prolactin 92
Propolis 44, 45, 46
Propolisept 50
Prostaglandine 26, 29, 32, 46, 67, 93, 118
Pseudotensegrität 128

Psychobiologie 33
Psychosomatische Medizin 105
psychosoziale Stressoren 14
Psychotherapie 57, 77, 102, 106, 107

Q

Quercitin 44

R

Radikalentheorie 31, 40, 41, 44, 88
Radikalionen 31, 40, 41, 44, 88
RANK 99, 100
RANKL 99, 100
Redox-Reaktion 45
Reflexbögen 74, 76
Regelkreis 35, 59, 82
Reizbarkeit 11, 101
REM-Schlaf 51
Reproduktionszeit 92, 93
Rezeptoren 12, 35, 63, 70, 84, 93, 94, 100 119, 125, 126
rheumatischer Formenkreis 59, 61, 74
Rhus toxicodendron 19, 103
Riechstörungen 113
Rigor 112
Risikofaktoren 7, 15, 18, 22, 52, 80, 95, 106
ROS 89, 91, 93, 97, 108, 114, 128, 130
Rückenmark 16, 32, 42, 72, 74, 76, 113
Ruhetremor 112

5. Stichwortverzeichnis

S

Salzsäureproduktion 43
Salutogenese 12, 18, 52, 61
Schmerzkreis 16, 60
Schmerzgenerator 74
Schmerzprogramme 61, 76
Schwangerschaftsdiabetes 96
Schwannzellen 29
Seitenkreuzung 73
Seniorenkost 82
Serotonin 12, 20, 26, 34, 35, 37, 41, 68, 100, 103, 109, 114
Serotoninrücknahmehemmer 12
Serotonintransporter (SERT) 20
Sexualhormone 98
Shuttle-Mechanismus 123, 124, 125
Sialinsäure 47
Signalkaskaden 63
Sinnesorganen 38
Sirtuin1 90
Situationskreis 54
somatoforme Beschwerden 19
somatoforme Störung 19, 21, 22, 24, 25, 104
somatomotorische Refexbögen 74, 76
Sozialanamnese 12, 102
soziale Phobie 12, 104,
sozialepidemiologisches Paradoxon 11, 46
Sozialklima 13
sozioökonomischer Gradient 11, 15, 67, 108
soziosexuelles Verhalten 15
Speichel 47
Spiegelneurone 36, 38, 39, 40, 116

Spinalnerven 32, 72
sporadische AD 118, 121
Statine129
Stickoxid 91, 114
Stoffwechselumsatz 83
Störfeld 42 73, 74
Strahlung 13, 98
Streptococcus mutans 47
Stress 9, 11, 13,25, 28, 32, 33, 35, 37, 40, 41, 44, 45, 46, 50, 52, 59, 62, 70, 77, 83, 89, 91, 92, 102, 109, 116, 131
Stress-Reaktions-Prozess 40
Stress ulcus 41
Stressschiene 33, 70
Strophantin 19
Strophactiv 19
Strukturglykoproteine 28, 117, 118
Substantia nigra 112
Substanz P 32, 70, 76
Summationseffekte 59, 62, 71
Sympathikus 19, 50, 70, 93, 94, 102
Synchronisation 25, 28
synfire chains 120, 121
Systemerkrankung 11

T

tangles 114
tau Protein 114, 128
Telomerase 94
Temperaturschwankungen 13
Tensegrität 120, 122
Testosteron 20, 88, 92, 99
Testosteronmangel 99

TGF-β 33, 48, 93
Th1- und Th2 Zellen 48, 64, 67
Th3-Lymphozyten 35, 63
Thalamus 15, 16, 38, 50, 60, 88, 110
Therapeut-Patient-Kommunikation 14
TNF-α 33, 46, 48
Traditionelle Chinesische Medizin 42, 57
Traumata 107
Traumata-Reaktivierung 107
Trigeminusbereich 73
Triggerpunkte 73
Triglyzeridlipase 96
Triglyzeridspiegel 95
Tryptophan 35, 45, 100
TSH 24, 86, 92
Tumornekrosefaktor-alpha (TNF-α) 33, 86
Tyramin 68

U

unklare Oberbauchbeschwerden 11, 46
Übergewicht 21, 26, 95, 96, 106
Überheblichkeit 12
Übersäuerung 131
Uhrproteine 26
Uhrzifferblatt 121
Uncoupling Protein (UCP) 97
Unterversorgung 13
Unzuverläßlichkeit 12
Urhirn 21
uSRP 36, 37

V

Valin 21
vasointestinales Peptid 76
vegetatives Nervensystem 24
Verhaltenstherapie 12
Verlaufserwartung 22
Vernetzungsglykoproteine 118, 120
Versagen 77 80, 130
Verschlackung 74, 82, 83, 91, 96, 130, 131
Versorgungsforschung 11
Viren 46, 49, 97
Vitamin B6 69
Vitamin C 69
Vitamin-D(Calziferol-) Mangel 91, 98, 99
Vorsorgeuntersuchung 14

W

Wachstumsfaktoren 31, 63, 89, 118, 119, 123
Wahrnehmungsstil 22
Weißdornblätter 97
warrior (Krieger) Gen 20
Wohlgefühl 18
Wohlstandsseuchen

Z

Zahnschmelz 47
Zappelphilipp 25

5. Stichwortverzeichnis

Zelloberflächenmarker 62
Zellrezeptor 28
Zeitstrukturen 10
Zimtrinde 97
Zimtsäure 45, 47
Zirbeldrüse 26
Zirkadianrhythmus 24, 25, 26
Zirkadiannual 24
Zitronensäurezyklus 89, 123, 131
ZNS 24, 30, 33, 34, 35, 40, 41, 50, 70, 74, 76, 88, 109, 117, 118, 122, 126, 129
Zucker 28, 46, 47, 83, 91, 99, 109, 126
Zuckerkranke 96
Zuckeroberflächenfilm 46
Zuckerpolymere 57, 126
Zuhörstunde 53
Zusatzreize („Zweitschlag") 74
Zytokine 31, 32, 41, 48, 62, 67, 70, 84, 93, 96, 100, 118, 119
Zytokinnetzwerk 32, 41, 48

Lesetipp aus der EDITION CO'MED

Ursula von Maltzahn

Diagnose Krebs –
Der Ausweg aus Angst und Hoffnungslosigkeit

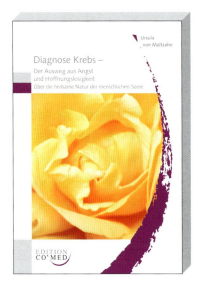

Über die heilsame Natur der menschlichen Seele – Die erschreckende Zunahme von Krebserkrankungen, Gewalt und Umweltkatastrophen in unserer heutigen Zeit zeigt deutlich auf, dass in allen sozialen und politischen Bereichen, bis hin zu Wirtschaft und Natur, dringend Rückbesinnung und Heilung angesagt ist. Dieses Buch weist einen Ausweg aus der lähmenden Ohnmacht und Angst angesichts der weltweiten Krise. Es ist Zeit, zu handeln und neue menschenwürdige Wege zu beschreiten. Wie geht das? Die Antwort finden Sie in diesem Buch. Seit über 20 Jahren arbeitet die Autorin in freier psychotherapeutischer Praxis. Durch die intensive und wunderbare Heilungserfahrung ihrer Brustkrebserkrankung 1998 fand sie einen wirksamen, psychologischen Schlüssel, der einen unmittelbaren Ausweg aus zerstörerischen und krank machenden Lebens- und Verhaltensmustern aufzeigt. Die Ursachen von Krankheiten und Gewalt werden in diesem Buch erklärt und mit Hilfe von Seelenbildern sichtbar und leicht nachvollziehbar gemacht. Zusätzlich inspirieren praktische Hilfestellungen anhand von konkreter Anleitung und detaillierten Übungsblättern, wie die persönliche Lebensqualität entscheidend verbessert werden kann. Die natürlichen Selbstheilungskräfte von Körper und Seele können aus sich selbst heraus wirken und wahre Wunder vollbringen, wenn die innere Natur des Menschen verstanden und geachtet wird.

160 Seiten, Softcover, viele farbige Abbildungen
ISBN: 978-3-934672-34-5   **EUR 17,80**

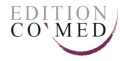

CO'MED Verlags GmbH
Rüdesheimer Str. 40 • 65239 Hochheim
Tel. 06146-90740 • Fax 06146-9074-44
www.comedverlag.de